Les personnalités limites

Hypersensibles, à fleur de peau, écorchés vifs…
Tous borderlines ?

Groupe Eyrolles
61, bd Saint-Germain
75240 Paris Cedex 05

www.editions-eyrolles.com

Avec la collaboration de Cécile Potel

Ce titre a fait l'objet d'un relookage (nouvelle couverture) à l'occasion de son huitième tirage. Le texte reste inchangé par rapport au tirage précédent.

Jean-Michel Fourcade

Les personnalités limites

Hypersensibles, à fleur de peau, écorchés vifs…
Tous bordelines ?

Huitième tirage 2017

EYROLLES

Table des matières

PARTIE II

Pour mieux comprendre

VI

PARTIE III

Quand faut-il s'inquiéter ?

PARTIE IV

Bien vivre et guérir

Introduction

« Je te jure, elle est partie au quart de tour. Impossible de l'arrêter. Je n'avais pourtant rien dit de mal ! Complètement borderline, cette fille. » De nos jours, il n'est pas rare d'entendre dire d'une personne qu'elle est « borderline », pour peu qu'elle ait des réactions vives ou difficiles à comprendre. En effet, depuis une cinquantaine d'années, les termes « borderline » ou « personnalité limite » sont reconnus par les spécialistes de la santé mentale et entrent peu à peu dans le langage courant.

Mais que signifient ces termes au juste ? Il est normal d'éprouver des émotions et de les exprimer… Une petite colère qui éclate de temps à autre peut même être libératrice. Fait-elle systématiquement de nous une personnalité limite, un ou une borderline ? La diversité des symptômes qui permettent de diagnostiquer des personnes dites « limites » ne facilite ni leur repérage ni la compréhension de leurs difficultés propres. De plus, une personnalité limite peut très bien mener une vie sociale et professionnelle irréprochable, et s'exprimer de façon excessive dans sa vie privée[1]. Nous pouvons considérer que nous sommes « malades » lorsque nous sentons certains dysfonctionnements en nous-mêmes ou dans nos relations avec notre entourage. En définitive, tout se joue entre le « normal » et le « trop », entre l'émotion et la « surémotion », entre la mesure et la démesure. Prenons quelques exemples…

Vous êtes équilibré mais…

- Les gens vous voient comme une personne équilibrée, qui entretient des relations « normales » avec son entourage… Jusqu'au jour où vous prenez la mouche ; votre colère explose sans que personne autour de vous n'en comprenne la cause. Ou encore, vous avez pour habitude de « péter un plomb pour des broutilles » et vos proches disent de vous que vous êtes « caractériel », que votre comportement est « franchement limite ».

Vous êtes « accro »

- On peut dire que la modération n'est pas votre tasse de thé. Ainsi, vous aimez boire ou fumer plus que de raison, passer des heures à regarder la télévision, ou encore vous partez dans des conquêtes virtuelles interminables, en bon passionné de jeux vidéo.

- Votre travail est au centre de votre vie et occupe le plus clair de votre temps. Perfectionniste, vous y passez des heures… Parfois trop au goût de certains.

---

1. André Green est l'inventeur de la dénomination très parlante : « la folie privée ».

- « Tout nouveau, tout beau », tel est votre credo. Vous multipliez les conquêtes amoureuses et les galipettes au gré de vos envies, car rien ne compte plus à vos yeux que de brûler la chandelle par les deux bouts.

Vous aimez « trop »

- Vous avez l'habitude de fonctionner en binôme. Impossible de vous passer bien longtemps de votre amoureux, de votre meilleure amie ou de votre mère… Cette relation avec l'autre donne sens et piment à votre vie. Cependant, il vous arrive de ne plus supporter l'être aimé, jusqu'à nourrir des sentiments haineux à son encontre et à le déchoir de son piédestal. En deux mots : vous aimez et détestez.

Vous êtes velléitaire

- On ne vous aide pas à faire le premier pas ? Vous passez votre tour. Vos projets sont intéressants, clairs et précis… Mais ils restent à l'état de projets, sagement rangés dans un coin de votre tête, car concrétiser vous semble insurmontable.

Vous êtes-vous reconnu dans l'un de ces portraits ? Ce ne serait pas étonnant. En effet, les cas de personnalités limites ou borderlines sont de plus en plus fréquents dans nos sociétés occidentales développées. Irritabilité, instabilité affective, anxiété et comportements excessifs… Nos émotions finissent par prendre toute la place sans que nous parvenions à les contrôler.

Pourquoi retrouvons-nous toujours les mêmes obstacles sur notre route ? Comment faire pour ne plus souffrir de ces situations ? Comment se faire comprendre de notre entourage ? Le présent ouvrage vous propose, à travers une série de portraits de « patients limites », de repérer les caractéristiques essentielles des personnalités limites et de comprendre les origines de ce trouble afin d'en guérir, ou du moins d'apaiser la sensation troublante d'être border-line dans ce monde de brutes.

PARTIE I

La personnalité limite : être borderline dans un monde de brutes

Les caractéristiques de la personnalité limite s'expriment à travers l'excès ou le manque. Trop sensibles, pas assez aimées, les personnalités limites voient la vie, le monde et les autres par le prisme de leurs émotions envahissantes. Leur entourage les compare d'ailleurs souvent à d'éternels enfants. Le borderline souffre-t-il du complexe de Peter Pan ? Est-il seulement un être capricieux qui mène son monde à la baguette avec désinvolture ? Pas exactement.

Il n'est pas simple de vivre sa vie d'adulte en étant gouverné par ses émotions, qu'elles soient négatives ou positives. Et même si nous éprouvons parfois une certaine euphorie à contourner les règles, brûler les étapes, à « vivre intensément », certains aspects « limites » de notre personnalité peuvent engendrer une souffrance, pas toujours visible de la part de notre entourage. Penchons-nous donc plus précisément sur l'univers contrasté et nuancé des borderlines en observant les portraits suivants…

Trop émotif ?

Beaucoup d'entre nous éprouvons des souffrances psychiques dont nous ignorons l'origine et les causes. Nous ne ressentons que l'angoisse et ses manifestations physiques : la gorge serrée, l'estomac noué, des tensions dans le ventre, des maux de tête, des difficultés à respirer, ou une émotion proche telle que la tristesse *« Il suffirait d'un rien pour que je me mette à pleurer »*, la peur *« Je ne sais pas pourquoi mais j'ai tout le temps peur qu'il arrive quelque chose »*, la colère *« Tout m'énerve »*, la honte *« Dès que l'on me regarde, j'ai envie de disparaître »* ou encore la culpabilité *« Je me sens toujours en faute »*.

En plus de l'angoisse générale, présente chez toutes les formes de personnalité psychique dont les mécanismes de défense ne fonctionnent pas efficacement, les personnalités limites ressentent des angoisses particulières :

- angoisse de perte des personnes importantes, des biens, de la sécurité ;
- ou angoisse d'abandon ;
- ou angoisse d'intrusion de la part des autres ;
- ou angoisse d'incapacité ;
- ou angoisse de toute-puissance.

Nous utilisons les mécanismes de défense pour contenir et, si possible, refouler complètement ces angoisses. Ceux-ci fonctionnent en grande partie inconsciemment. Nos divers traits de caractère sont la forme la plus apparente de notre armure psychique. Certains comportements sont ainsi mis en place pour lutter contre ces angoisses.

> Francis est persuadé que « les choses » se répètent, notamment ses échecs, sans pour autant qu'il en soit à l'origine. C'est le destin, ce n'est pas lui qui a provoqué cela. C'est Dieu, le démon, un mauvais sort qu'on lui a jeté quand il était petit, la haine de sa belle-mère qui le poursuit depuis le remariage de son père, un djinn...

Francis s'est vécu, dans l'enfance, comme un « vilain petit canard ». Persuadé de son incapacité à agir et à construire, il accuse son mauvais karma pour justifier son angoisse et son incapacité à la dépasser.

> Pierre a 50 ans. Il est marié et père de deux grands enfants adolescents. En général, il a un comportement effacé, que ce soit en famille ou dans son poste de cadre responsable d'une quinzaine de subordonnés. Pourtant, ces

derniers l'ont vu un petit nombre de fois entrer dans une colère incontrôlée :
Pierre s'est mis soudain à hurler, à injurier la personne, à proférer des menaces, alors que le conflit qui est à l'origine de cette colère semble bien anodin
par rapport à la violence que Pierre exprime. Ensuite, Pierre s'est enfermé
dans son bureau et n'est réapparu que le lendemain pour s'excuser auprès
de la personne avec qui il a été en conflit.

Ses collègues l'ont aussi vu, dans certaines situations, pâlir, serrer les dents
et disparaître dans son bureau.

Chez lui, il exprime également ces colères. Elles sont de plus en plus fré-
quentes depuis que l'un de ses enfants, en pleine crise d'adolescence, le
provoque. Sa femme dit qu'elle a alors l'impression d'avoir deux adolescents
fous qui s'agressent dans ces moments-là. Elle dit aussi que le comportement de Pierre vis-à-vis de cet enfant a progressivement changé. Pierre s'en
occupe de moins en moins, même pour des activités agréables, et ne remplit
plus son rôle de père qui doit, à certains moments, fixer des limites, interdire
et punir. « C'est comme s'il s'était retiré », dit sa femme.

Un des traits de caractère principaux des personnalités limites est
qu'elles passent à l'acte, en particulier de façon agressive, sous
l'emprise d'une grande instabilité émotionnelle. Cette instabilité
affective est le résultat d'une réactivité émotionnelle parfois très
intense, telle que la dysphorie épisodique[1], l'irritabilité ou
l'anxiété, phases qui durent habituellement quelques heures et
rarement plus de quelques jours.

---

1. La dysphorie est le terme utilisé en psychiatrie pour décrire des oscillations d'un état
d'excitation forte à un état dépressif et suicidaire. La brièveté relative de ces états dif-
férencie cette personnalité de celle des patients bipolaires ou des maniaco-dépressifs,
pour lesquels les cycles sont de beaucoup plus longue durée.

Comme nous le voyons chez Pierre dans l'exemple précédent, les personnalités limites ont des colères intenses et inappropriées et éprouvent des difficultés à contrôler cette colère. Mais cette dernière peut aussi s'installer en arrière-plan de vie, donnant lieu à une fréquente manifestation de mauvaise humeur, voire de colère constante, voire encore à une recherche visible de bagarre répétée.

Lorsque nous sommes borderlines et que nous nous trouvons confrontés à des relations dont la qualité ne correspond pas à ce que nous avions imaginé, nous ressentons une colère permanente qui passe pour de la mauvaise humeur au vu de l'extérieur.

Cette colère nous pousse à chercher querelle avec notre entourage et parfois même à commettre des actes violents vis-à-vis des autres. Cette difficulté à gérer globalement ses émotions se manifeste la plupart du temps par l'expression de la colère : celle-ci est soudaine, sans cause apparente, ou disproportionnée par rapport à la cause perçue par l'entourage.

La colère passée, nous sommes abattus. L'autre va nous détester, mieux vaut couper la relation. L'autre va avoir une mauvaise opinion de nous, car jusque-là il ne s'était pas encore rendu compte de notre méchanceté. L'autre va nous rejeter, dire du mal de nous… Il devient dangereux. Il faut donc l'éviter.

Cette difficulté à gérer sa vie émotionnelle concerne aussi les sentiments positifs. Un geste chaleureux, une parole aimable nous bouleverse. Une forte émotion naît et, souvent, ce sont des larmes qui expriment notre joie, déroutant notre entourage qui ne sait pas comment interpréter cette vive émotion.

Ce mécanisme émotionnel peut être analysé ainsi : la personnalité limite a souvent une mauvaise image d'elle-même et anticipe le rejet de la part des autres. Elle se protège de cette souffrance en réduisant au maximum ses relations avec les autres.

Quand une personne lui exprime un sentiment positif, ce dont la personnalité limite a fortement besoin, elle ressent à la fois le positif et le manque de positif qui la fait ordinairement souffrir. C'est cette souffrance qui provoque des larmes dites « de joie ».

Lorsque nous ressentons des difficultés à gérer notre vie émotionnelle, cela est perceptible par l'autre, qui constate que les émotions s'intercalent de façon inattendue dans les échanges. Comme nous venons de le voir, il peut s'agir de la colère ou des sentiments positifs, mais également de la peur, de la tristesse ou de la honte, dont l'apparition et l'expression provoquent un changement de registre dans les échanges, y compris dans un cadre professionnel ou dans des relations intellectuelles, alors que le code social implique le plus souvent la non-expression émotionnelle.

La plupart du temps nous sommes envahis par ces émotions qui provoquent une crise interrompant les échanges avec autrui, ou une colère explosive. Nous nous retrouvons isolés, en proie à l'impuissance. Car ces réactions « disproportionnées » provoquent le malaise. Elles nous perturbent et perturbent notre entourage. Trop émotifs, nous devenons indésirables à nos propres yeux et à ceux des autres.

La haine de soi

Les gens vous apprécient et vous avez su garder votre travail de longues années. Pourtant vous ne vous sentez pas à la hauteur, persuadé que votre entourage s'apercevra un jour de l'entourloupe et vous tournera le dos. En effet, une des caractéristiques des personnalités limites est qu'elles n'ont qu'une faible estime d'elles-mêmes.

Hélène est une jeune femme de 28 ans, mariée et mère d'une petite fille âgée d'un an. Elle travaille depuis trois ans dans une administration. Elle aime le travail qu'elle y fait, percevant l'utilité qu'il a pour les personnes socialement défavorisées auxquelles elle apporte aide financière et soutien psychologique.

Au moment de reprendre son travail après son congé maternité, Hélène est terrifiée à l'idée de retrouver ses collègues de travail et notamment sa supérieure car, dit-elle, elle est incapable d'affronter à nouveau leur jugement. Sur son lieu de travail, elle se sent nulle, sans valeur. Ses idées n'ont aucun intérêt pour les autres et elle ne contribue nullement au travail d'équipe. Devant sa supérieure, Hélène est incapable de parler, d'avoir une idée. C'est pour cela que, pense-t-elle, sa « chef » n'a aucune considération pour elle… Idée qui s'est installée de façon tenace deux années avant son congé de maternité.

Elle n'a rien dit de cela, ni à son mari ni à ses parents. Pourtant ce jugement porté sur elle-même existait bien longtemps avant qu'elle n'entre dans la vie professionnelle. Pendant toute la durée de ses études, et plus encore lorsqu'elle était à l'université, Hélène a toujours pensé qu'elle n'était pas à la hauteur, s'étonnant toujours de réussir, en particulier lorsqu'elle devait passer des examens. Cette situation la terrifiait car elle était persuadée qu'« on s'apercevrait bien alors qu'elle ne valait rien ! ».

Hélène s'autodévalorise. Elle ne voit pas qu'elle est la source même de son ressenti et que les jugements négatifs qu'elle perçoit comme venant des autres sont principalement la projection sur les autres du jugement négatif qu'elle porte sur elle-même.

Lorsque nous nous dévalorisons, nous survalorisons symétriquement les autres en général, ou certains autres en particulier, notamment ceux qui détiennent l'autorité ou le pouvoir, comme la chef dans le cas d'Hélène.

Les personnalités limites vivent en alternance des sentiments d'amour ou de haine intenses, le plus souvent cachés ou inconscients. Lorsque la haine domine, elles éprouvent également des sentiments ainsi qu'un jugement très négatif vis-à-vis d'elles-mêmes. Plutôt que de diriger leur rage destructrice contre ce qui en est l'objet – personnes ou objets matériels –, elles la retournent contre elles-mêmes.

Edmond a un professeur de philo au lycée qu'il admire beaucoup. Et il a peur que ce professeur ne le trouve pas à la hauteur parmi ces élèves brillants dont plusieurs iront en hypokhâgne ensuite. Lorsque le professeur a proposé que chaque élève fasse un exposé au cours de l'année, Edmond a choisi d'en faire un sur l'œuvre de Paul Valéry, spécialement celle du poète que son professeur aime. Quand il fait son exposé qu'il a préparé pendant de longues heures, Edmond se perd dans ses notes, bafouille puis s'arrête, incapable d'aller plus loin. Le professeur finit l'exposé à partir de ses notes à lui, après avoir renvoyé Edmond à sa place. Son jugement tombe : « Travail insuffisant. » Edmond est ensuite absent du lycée pendant deux mois, pour dépression. Un accident identique s'était produit avec son professeur de français en troisième.

Cette rage retournée contre soi peut prendre la forme de comportements, de gestes ou de menaces suicidaires. Suicide ou automutilation sont aussi des punitions que les personnalités limites pathologiques – maladives, anormales – s'infligent, car ce sont des moyens de supprimer le danger qu'elles pensent représenter pour les autres.

À un degré plus faible, la personnalité limite peut « tomber en dépression », comme Edmond dans l'exemple précédent, ou être régulièrement déprimée par ses relations à elle-même et aux autres.

Céline pense que sa voisine Carole, toujours occupée à des activités artistiques intéressantes, est une femme exceptionnelle. Ayant repéré les talents de Céline, Carole lui propose régulièrement de l'associer à ses activités. Mais au lieu d'accepter, Céline se replie sur elle-même. Elle trouve que Carole réussit trop bien et, en attirant tous les regards sur elle, ne laisse pas beaucoup de place aux autres. Elle voudrait bien être appréciée d'elle et participer à ses activités mais, parfois, elle voudrait aussi « la passer par la fenêtre » ! Alors, déchirée entre ces sentiments contradictoires, elle s'efface. Elle ne sait que faire pour ce sortir de ce malaise.

En tant que personnalités limites, nous avons souvent des difficultés à nous affirmer, à créer et à agir seuls. Le développement de notre Moi[1] n'a pas été suffisant pour que nous puissions utiliser l'énergie des pulsions de façon contenue et différée, combinant les pensées et les actes. Ainsi, nous déclarons souvent : « *Je ne peux agir ou me mettre au travail que si quelqu'un m'aide à faire le premier pas. J'ai besoin d'un soutien pour mobiliser mon énergie.* » Lorsque nous ne parvenons pas à concrétiser alors que notre projet est clair dans notre esprit, nous ressentons cette incapacité comme une faiblesse honteuse.

---

1. Partiellement conscient, le *Moi* représente l'adaptation sociale d'un individu. Il est le siège de la rationalité et de l'affirmation de soi.

Nous tentons alors de la cacher aux autres, même à ceux qui sont nos plus proches.

Cette difficulté à être soi-même nous rend ainsi dépendants d'une personne sans laquelle nous ne parvenons pas à nous sentir entiers, capables et à agir. La forte dépendance vis-à-vis de cette personne, l'échec de nos efforts pour s'assurer le contrôle et le monopole de la relation avec cette personne, qui est bien souvent idéalisée, sont la source de honte et de dégoût vis-à-vis de nous-mêmes, et est à l'origine de notre dévalorisation.

Barbara, la patronne de Juliette, a dix ans de plus qu'elle. Tout le monde dans l'entreprise admire son efficacité à travailler et à gérer ses équipes de subordonnés. Elle est belle et appréciée par les autres membres du conseil de direction. Aussi, Juliette, qui se sent encore fragile, recherche sa protection et s'efforce de ressembler à Barbara : vêtements, coupe de cheveux, façon de s'exprimer... Elle lui demande conseil, sur son travail, sur ses loisirs et même sur sa vie amoureuse. Ses collègues ont surnommé Juliette « Barbara-a-dit ».

Juliette a peu d'estime d'elle-même et s'appuie sur la forte personnalité de Barbara, qu'elle idéalise, pour compléter ce manque qu'elle ressent.

Une autre caractéristique des personnalités limites est le fréquent échec de leurs espoirs et illusions irréalistes, liés à un idéal de soi puéril et grandiose, fortement narcissique. Gagnés par une folie des grandeurs intérieure, nous nous rêvons artistes alors que nous ne pratiquons aucun art, millionnaires alors que nous touchons un salaire modeste, ou encore nous attendons impatiemment d'être abordés un jour par l'amour de notre vie. Malheureusement, les lots réels s'avèrent plus ternes, difficiles voire impossibles à obtenir et cette expérience répétée d'échecs, difficilement contrebalancée par les succès, vient alimenter notre mauvaise estime de nous-mêmes.

Tout, tout de suite, maintenant !

Lorsque nous sommes trop émotifs (voir le chapitre 1, pages 9-13), c'est que nous ressentons des angoisses fortes, liées à la perte, l'abandon, l'incapacité ou la toute-puissance. S'ajoute à cela notre difficulté à contenir nos émotions… Difficulté qui s'amplifie lorsque nous devons affronter une situation qui déclenche ces émotions, et que cette situation s'inscrit dans la durée.

Pour abréger ces vécus pénibles, nous exigeons d'obtenir rapidement ce dont nous avons besoin. Il ne peut pas y avoir de limites à notre demande. Ainsi, nous nous précipitons, sans prendre le temps de réfléchir aux conséquences de nos actes. Shopping compulsif, changement de carrière inopiné, relation sexuelle dangereuse… Peu importe. Nous passons à l'acte car il devient impossible de supporter la frustration qu'engendre l'attente.

21

À certains moments, Judith se comporte comme une enfant de moins de sept ans : elle ne supporte pas d'attendre. Dans les magasins lorsque la file d'attente est trop longue, ou au travail lorsqu'un de ses subordonnés met « trop de temps » à lui donner l'information dont elle a besoin, quand il peine à faire le travail qu'elle lui demande, ou encore à la maison lorsque son mari n'est pas de son avis et décide autre chose que ce qu'elle veut qu'il fasse, jusqu'à ses enfants qui répondent à sa demande : « Attends, Maman, je suis en train de faire quelque chose ! »... Judith bouillonne.

Elle s'énerve, hausse le ton, se montre plus autoritaire. Si sa demande reste insatisfaite, Judith « pique une crise ». Et lorsqu'elle parvient à se contenir, Judith sent en elle-même quelque chose de très désagréable. C'est comme si le monde ne voulait pas d'elle, lui faisait payer son impatience, la traitait comme si elle n'existait pas, lui signifiait qu'elle n'a aucun pouvoir ! Alors elle éprouve une impression de faiblesse qui augmente de plus en plus. Il faut qu'elle s'assoie, qu'elle prenne un crayon pour gribouiller et détourner son attention de ce qu'elle ressent jusqu'à ce que cela s'apaise.

L'enfant apprend peu à peu à supporter l'écart entre le temps de sa demande et le temps de la réponse qu'il obtient. Il l'apprend en acceptant que l'autre est Autre et qu'il peut avoir l'envie ou non de lui donner ce qu'il demande. Et lorsque son désir n'est pas satisfait, l'enfant apprend à trouver une autre personne qui pourra répondre à sa demande, ce qui prend du temps.

Il apprend aussi que ses demandes ne sont pas toutes de même nature. Certaines concernent des *besoins vitaux* : dormir, se nourrir, se vêtir pour être protégé du froid, de la pluie ou du soleil, recevoir des stimulations de son entourage, des soins, de l'amour, des mots pour nommer ce qu'il vit, les personnes et le monde qui l'entourent, des réponses à ses questions, etc. Ce sont là les besoins du petit enfant. Ensuite, l'enfant demande ce dont il a *envie* et formule un désir qui n'est pas nécessaire à sa sécurité. En grandissant, il demande aussi des choses de plus en plus complexes et abstraites, passant ainsi du registre du besoin à celui du désir.

En apprenant à accepter le délai plus ou moins grand, nécessaire pour obtenir ce dont il a besoin, l'enfant apprend aussi à complexifier les moyens et les voies par lesquels il obtiendra ce résultat, qui dépendra des autres ou de lui-même.

En tant que personnalités limites, nous avons souvent du mal à franchir ces étapes et nous vivons ce qui est de l'ordre du désir comme un impératif à la satisfaction d'un besoin. La confusion entre désir et besoin fait naître l'angoisse de l'attente et de l'anticipation d'une réponse insuffisante, nous conduisant alors à « demander » : « *Tout, tout de suite et sans limite !* »

Cela fait souvent de nous des personnes impulsives, gouvernées par nos émotions. Cette impulsivité existe comme une réponse à la compensation d'un vide, un manque et nous fait agir sans mesurer les conséquences de nos actes, qui peuvent être plus ou moins importantes selon les situations. Il nous faut nous inquiéter de ces réactions inconséquentes lorsque nous n'avons plus conscience de la gravité de nos actes ou, au contraire, quand nous y cherchons une source de plaisir – comportements sociaux, sexuels ou amoureux violents, par exemple.

Tout blanc ou
tout noir, tout ou rien

4

Une autre caractéristique des personnalités limites est leur tendance à construire leur pensée autour de deux pôles contraires : tout ou rien, tout blanc ou tout noir.

François a 60 ans. Outre ses colères légendaires et redoutées, son entourage craint le débat d'idées avec lui, et particulièrement « son extrémisme ». Tantôt François présente ses perceptions de la « réalité » en deux groupes « noir ou blanc », tantôt il démontre que c'est son interlocuteur qui décrit la réalité comme inverse de la façon dont il la perçoit lui-même. Et il n'y a pas moyen de lui faire reconnaître que les choses ne sont pas si simples, qu'elles sont peut-être plus nuancées qu'il ne les voit, qu'il simplifie et déforme ce qu'on lui dit pour le faire entrer dans les moules des opposés.

Quand sa femme s'oppose à lui, François s'énerve et lui répond qu'elle ne comprend rien à ce qu'il lui explique, qu'elle est de mauvaise foi en ne reconnaissant pas que c'est lui qui a raison lorsqu'il lui démontre que sa mère à elle n'a que des défauts, qu'elle ne lui veut aucun bien et cherche tout le temps à montrer qu'il a tort. C'est lui qui a totalement raison de ne pas vouloir inviter sa belle-mère à passer Noël chez eux car, comme d'habitude, elle trouverait le moyen de le critiquer et de monter les enfants contre lui !

Étrangement, François tient un discours semblable au sujet de la copine de leur fils aîné. Il dénigre également son supérieur hiérarchique professionnel et, après trois années de relations souriantes avec le groupe de ses subordonnés, il critique le comportement de ce groupe qui est entré en grave conflit avec lui et ne peut plus le supporter.

François nous montre, à travers son discours, un bon exemple de ce « tout ou rien », de ce « tout blanc ou tout noir », nommé plus précisément la pensée dichotomique. Cette dernière implique de vivre les perceptions, les sentiments et les pensées autour de deux pôles opposés.

Pour celui qui ne « voit » pas – au sens réel ou métaphorique – les choses par le prisme de cette dichotomie, et envisage la vie de façon plus nuancée, cette pensée est difficilement compréhensible. Il en vient à douter de la bonne foi de son interlocuteur, pensant qu'il « déforme » ce que tout le monde voit autrement.

Pourtant, en tant que personnalités limites, nous pensons en toute bonne foi ce que nous disons ! En effet, notre organisation psychique est ainsi faite que nous ne pouvons comprendre ces « nuances de gris » qu'il semblerait bon de posséder…

« À certains moments, je vais bien... À d'autres, plus du tout ! » raconte Mireille. « Et ce, depuis l'âge de cinq ans. Avant j'étais une petite fille rigolote. J'ai de très bons souvenirs de l'école primaire jusqu'au déménagement de mes parents. C'était ma grand-mère qui s'occupait de moi ; elle m'aimait beaucoup et moi aussi. Et quand nous avons déménagé, nous étions loin d'elle.

Personne ne l'a remplacée pour moi. Ma mère me dit que je suis devenue comme ça après. Plus je vieillis, plus les périodes où "ça va" et les périodes où "ça ne va pas" se rallongent. Mais je continue ma vie de la même façon. C'est seulement sa couleur qui change : ou rose ou noire. Mon mari dit que je fonctionne comme la lune : j'ai mes phases. »

De la même façon, notre pensée dichotomique induit chez nous des « unités de pensée » brèves, simples et difficiles à articuler. Elles sont plutôt juxtaposées. En effet, nous peinons à percevoir les liens et les articulations entre les éléments de notre pensée, ce qui en donne une expression peu nuancée, mal élaborée, où les chaînes logiques de causes et de conséquences sont courtes. Ce qui amène certains à dire de nous que nous ne pensons pas ! Les plus justes diront cependant que nous avons une pensée « clip ».

Pour les psychologues cognitivistes[1], les comportements et les émotions inadaptés sont les résultats de la réactivation de certains schémas qui provoquent les jugements erronés et des biais de raisonnement dans certaines situations.

---

1. Ces praticiens centrent leur compréhension de la vie psychique sur la façon dont les perceptions et les pensées sont organisées, et observent leurs conséquences sur les comportements humains.

Léonard a toujours eu « mal quelque part » et il a épousé une femme méde-cin. Ses collègues de travail le trouvent colérique et hyperactif : il n'a donc pas la réputation d'être sympa. Mais Léonard n'exprime jamais de colère vis-à-vis de sa femme. Il y a peu de sexualité mais beaucoup de tendresse dans leur relation. Lorsque Léonard se plaint d'avoir mal au ventre ou à une épaule ou au genou, etc., sa femme, sans trop s'inquiéter, l'envoie consulter un collègue, car Léonard pense à chaque fois que « ça va s'aggraver et se terminer par un cancer ». Mais le confrère ne trouve rien. En adoptant cette attitude, la femme de Léonard agit comme le faisait sa mère, qui ne l'écou-tait pas quand il se plaignait, petit, d'avoir « mal quelque part ».

Il apparaît à travers cet exemple que « la maladie » de Léonard est davantage liée à son vécu qu'à une réelle situation. Le ressenti qu'il éprouve physiquement est inadapté à sa condition de santé réelle. Son comportement serait ainsi le résultat de l'attitude « désinvolte » de sa mère, lorsqu'il était enfant.

De la même façon, dans leur communication avec les autres, les personnalités limites montrent plus que d'autres personnes une propension aux malentendus.

Beck décrit aussi le modèle cognitif de la dépression comme résul-tat de la triade : une vision négative de soi-même, une vision néga-tive de l'environnement, une vision négative du futur.

Je t'aime,
je te hais

De la même façon que nous avons tendance à tout voir « blanc ou noir », nous autres borderlines tendons à vivre nos relations aux autres ainsi qu'à nous-mêmes selon deux pôles : « je t'aime ou je te hais », ou encore en les juxtaposant : « je t'aime et je te hais ».

Claire a 18 ans. Depuis l'âge de 12 ans, elle a vécu des crises de boulimie qu'elle a réussi à taire, à force de volonté. Cependant, sa relation aux autres continue d'inquiéter sa famille.

Vis-à-vis des membres de sa famille comme avec ses amis, Claire a des comportements et des sentiments qui déroutent et parfois effrayent. Quand elle entretient de bonnes relations avec l'une de ces personnes, Claire la pare de toutes les qualités et elle exprime des sentiments d'affection. Cependant, quand la personne marque une différence avec Claire, elle devient soudain pleine de défauts et Claire ne ressent plus que de la haine pour elle. La plupart du temps, la personne qui est ainsi l'objet de ce rejet ne comprend pas ce qui a pu déclencher un tel retournement de situation !

Quand elle était enfant, Claire a manifesté dès l'âge de 2 ans un amour intense pour son père et un rejet pour sa mère, que celle-ci avait beaucoup de mal à vivre et à comprendre, ayant donné à sa fille autant d'amour qu'à ses autres enfants. L'idylle amoureuse avec son père a duré jusqu'à ce que Claire ait 12 ans. Toujours sans que l'on comprenne pourquoi dans sa famille et sans que le comportement de son père ait changé, Claire est devenue soudain agressive avec lui. Elle a commencé à lui faire des reproches à propos de tout et, parfois, à entrer dans des conflits violents en proie à de véritables rages, et exprimant beaucoup de haine vis-à-vis de son père, qui ne savait comment répondre autrement qu'en disant son incompréhension et sa souffrance d'avoir perdu sa « gentille petite Claire ».

Les garçons avec lesquels Claire a eu des relations amoureuses ont subi le même sort : grand amour pendant quelques jours, quelques semaines ou quelques mois, et puis soudain le renversement total et la rupture. À d'autres moments, ce sont ses amies qui vivent le même traitement, avec la même intensité dans l'amour comme dans la haine.

Notons que cette relation intense est aussi une relation exclusive : jamais plus d'un seul objet d'amour à la fois n'existe dans la vie de Claire.

En tant que personnalités limites, nous entretenons des relations où l'autre passe de l'être idéal à l'être maudit dont on ne veut plus entendre parler. À l'extrême, l'autre est vécu comme « tout bon » ou « tout mauvais », ce qui rend les relations instables en comparaison avec des relations normales.

Cela donne un mode de relations interpersonnelles changeantes et intenses, caractérisées par l'alternance entre les positions extrêmes d'idéalisation excessive et de dévalorisation tout aussi excessive. Cette alternance est vécue avec des phases rapides de sentiments positifs et de sentiments négatifs, ce qui marque la différence entre personnalités limites et maniaco-dépressives ou bipolaires, pour lesquelles ces phases sont de plus longue durée.

L'alternance n'est pas nécessairement rattachée à des éléments réels dans la relation, dans la mesure où elle est davantage due au vécu intérieur de la personnalité limite. L'autre, là encore, est surpris par l'absence de lien apparent entre les sentiments et paroles qu'il reçoit, avec le sens de ce qui se vit dans la relation.

Les premiers temps de la construction de la relation tiennent souvent de l'idylle amoureuse. La personnalité limite reprend goût à la vie, se remet à espérer, à imaginer, à créer, à penser. L'attraction sexuelle peut être présente mais cela n'est pas le moteur principal de l'attirance qu'elle ressent. Quant au partenaire, s'il peut être surpris tout d'abord, il « trouve son compte » et coopère au développement du lien. Jusque-là, rien ne permet de dire que l'un est victime de l'autre.

En tant que personnalités limites, les relations difficiles que nous entretenons avec notre entourage font de nous des êtres rejetés. Par ailleurs, nous rejetons nous-mêmes l'être aimé selon un scénario en trois étapes :

- rupture impulsive de la relation ;

- puis regrets ou remords ;

- puis tentative pour renouer la relation.

Dans tous les cas, nous vivons ces ruptures comme des abandons que nous nous efforçons d'empêcher.

La relation à l'Autre est exclusive. Elle n'est vécue qu'avec une seule entité à la fois : la mère ou le père, un frère ou une sœur, un autre membre de la famille, un enseignant, un ou une amie. Mais cela peut être un groupe – à l'adolescence et après –, une organisation – l'école, l'église, le parti, l'entreprise. L'entité peut également ment prendre la forme d'une activité : le travail, le jeu, les dépenses, le militantisme, la religion, l'art. Cela peut être aussi la relation à un produit, comme dans le cas des dépendances – alcool, tabac, café, nourriture, drogues, etc.

L'exclusivité de la relation a pour effet que plus rien ni personne d'autre ne compte. Et lorsque cette relation avec « l'entité » s'arrête, cette dernière perd tout intérêt. À ce moment-là, la personnalité limite trouve rapidement une autre entité à laquelle s'attacher ou tombe en dépression.

Accro à... 6

Certains d'entre nous ont leurs petites compulsions. Nous faisons toujours « trop » de courses, nous achetons ce petit tee-shirt sympa qui nous fait tant envie alors qu'il y en a déjà plus de trente dans nos tiroirs, nous faisons du shopping tous les quatre matins sous prétexte qu'« il faut être correctement habillé(e) au bureau »... Bien qu'ayant correctement mangé aux heures de repas, nous grignotons deux heures plus tard car nous avons « besoin de sucre pour tenir le coup » et achetons trois gâteaux sur le chemin du métro...

Nous ne pouvons plus nous passer de notre voiture, nous conduisons toujours un peu au-dessus de la vitesse limite autorisée... Adeptes de l'ironie, nous l'utilisons en permanence dans nos relations avec les autres tout en nous excusant : « Mais non, je plaisante ! »... Ou encore nous agissons sans réfléchir pour le regretter ensuite : « Qu'ai-je encore fait là ?! » Eh bien oui, force est de constater que nous sommes accros à…

> Armelle vit de violents accrochages avec son mari quand ils reçoivent les relevés bancaires mensuels, sur lesquels apparaissent les dépenses faites avec les cartes de crédit. En effet, chaque mois voit fleurir de nombreux achats faits par Armelle avec la sienne. Il s'agit toujours de vêtements, qui ne sont pas liés à un besoin car les armoires d'Armelle en sont remplies. Mais chaque fois qu'elle vit une petite frustration, soit dans son métier, soit dans sa relation avec sa famille, Armelle ménage dans son emploi du temps des moments pour aller s'acheter un petit vêtement... Oh, pas grand-chose ! Son bureau est situé non loin des grands magasins. De plus, Armelle aime la qualité. Lorsqu'elle ressent la moindre frustration, elle est prise d'une envie irrésistible de « s'acheter une belle fringue ». En ressortant du magasin, elle se sent apaisée, mais tout de suite après, la honte et la culpabilité pointent le bout de leur nez. Pour cacher son achat en rentrant le soir à la maison, elle déploie des trésors d'imagination... Et cela marche ! Son mari ne s'aperçoit de rien, jusqu'au jour où ces maudits relevés bancaires arrivent dans la boîte aux lettres.

Dans l'exemple d'Armelle, nous voyons la dimension de la tension compulsive qui est perceptible par l'entourage, mais aussi le jeu permanent avec la limite : non seulement avec ce qui est permis socialement et légalement, mais aussi « raisonnablement », jusqu'à la limite de ce qui est nocif pour la personne.

> Sylvain est toujours en dehors des clous, mais il transgresse « intelligemment » de façon à ne pas se faire prendre. Et ça marche.

Resquiller dans la file d'attente, payer ses impôts avec 24 heures de retard, avoir deux ou trois maîtresses sans que sa femme le sache et sans que cela dure suffisamment longtemps pour que ces aventures menacent potentiellement sa vie familiale ou professionnelle... Sylvain sait y faire. Adolescent, il trichait aux examens. Enfant, il faisait mille bêtises dans lesquelles il essayait d'entraîner son petit frère...

Lorsqu'une personnalité limite emploie le mot « jeu » pour expliquer son comportement compulsif, l'entourage peut être choqué si seule la souffrance qui accompagne la compulsion est visible, ressentie ou non par le borderline, ou que la façon souvent très subtile avec laquelle il « joue » avec la limite n'est même pas consciente.

En tant que personnalités limites, nous ressentons un plaisir dans cette compulsion, même lorsque celui-ci est immédiatement suivi de honte ou de culpabilité, et même si ces sentiments sont mêlés au plaisir. La compulsion dans ce cas relève de la jouissance présente mais cachée, non visible, d'une intensité plus ou moins grande, avec laquelle la personne se fait du mal physiquement ou psychiquement, même lorsqu'elle en est consciente : « *Je sais que ça n'est pas bon pour moi, mais je ne peux pas m'en empêcher !* » Sommes-nous masochistes ? Pas tout à fait. Car être accro à ces petites compulsions relève davantage de la dépendance légère… Attention tout de même à ce que le phénomène ne s'amplifie pas !

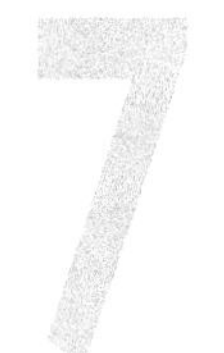

Comme une coquille vide

« Mais au fait, qui suis-je ? » Les personnalités limites ont souvent une notion peu claire de leur identité.

« Je me sens comme une coquille vide. » C'est ce que Luc a confié un jour, effondré en pleurs dans les bras de sa femme, ajoutant que ce sentiment le gagnait de plus en plus...

Luc est un homme de 30 ans qui n'a pas fait de vagues dans son enfance ou son adolescence. Dans sa famille d'origine, on le décrit comme un suiveur, souvent absent, gentil, sans plus. Dans ses études, Luc n'était ni bon ni mauvais, même s'il ne semblait pas y trouver plaisir, ni grand intérêt. Il n'a pas envie de faire des études longues et s'arrête après avoir obtenu un BTS d'informatique, voie dans laquelle il s'est dirigé sur les conseils de son père, lui-même ingénieur en ce domaine.

Sa vie sexuelle adulte a été bisexuelle, tantôt une, tantôt un. Mais il n'éprouvait pas de passion amoureuse dans un sens ou dans l'autre.

C'est sa femme qui l'a choisi et demandé en mariage lorsqu'il avait 28 ans. Alors il s'est marié « pour faire comme tout le monde ». Le couple a maintenant deux enfants, là encore « pour faire comme tout le monde », dans l'esprit de Luc qui a suivi le désir de sa femme.

Grâce à son métier d'informaticien, il n'a pas eu de difficulté à trouver une place dans une entreprise spécialisée. Mais ni les relations avec ses collègues ni les possibilités de carrière brillante ne l'intéressent vraiment.

Les personnalités limites ont une « identité diffuse », accompagnée d'une instabilité marquée et persistante de l'image ou de la notion de soi.

Elles ont une représentation peu claire d'elles-mêmes et se plaignent de ne pas savoir qui elles sont, tant sur le plan de leur personnalité que sur celui de leur sexualité, sauf passion ou addiction. La plupart n'éprouvent pas d'intérêt pour telles études ou tel métier, à l'instar de Luc. Elles ont le plus grand mal à donner un sens à leur existence. Cela a pour conséquence un sentiment chronique de vide.

Ce sentiment de vide s'accompagne de sensations corporelles identiques, vécues comme « l'impression de ne pas exister », de ne pas avoir de passé et donc pas d'avenir. Mieux vaut ressentir une douleur physique que ces sensations de vide et l'absence à soi-même. Les comportements d'addiction sont, par les sensations physiques qu'ils créent, un moyen d'échapper à ce vide.

Hormis leur relation de dépendance à une personne ou à une entité en particulier (voir le chapitre 5, page 32), les autres relations sont faiblement investies, boiteuses. En tant que personnalités limites, nous vivons un fort sentiment de solitude, de manque d'intérêt pour les autres et la vie en général.

Par ailleurs, le manque d'énergie nous procure par moments un sentiment de vide intérieur : de sensations, d'émotions, d'images, de pensées. Parfois, il nous est possible de réunir nos forces : alors nous nous exprimons, nous montrons, nous affirmons notre volonté, sommes en mesure de faire une démarche… Et puis « tout retombe » et nous nous sentons à nouveau incapables, capricieux ou velléitaires.

Après avoir obtenu un bac commercial, Angelo est entré comme chef de magasin dans une entreprise de prêt-à-porter. Pourtant il aurait aimé être journaliste et son métier, dans lequel il réussit suffisamment puisque son entreprise le promeut comme inspecteur régional des magasins au bout de dix ans, ne l'intéresse pas. « C'est toujours la même chose avec ces entreprises, leurs patrons et les vendeurs ! » Cependant il ne fait rien pour changer de métier. Il a une femme mais ne veut pas d'enfant, ce qui convient à celle-ci qui dit en plaisantant qu'« elle en a déjà un grand » en parlant d'Angelo. Sa femme ajoute qu'il lui laisse décider de tout et qu'elle peut faire « ce qu'elle veut ». Angelo, qui a peu d'amis, leur dit parfois qu'il s'ennuie aussi avec son épouse, bien qu'elle soit active pour deux.

En proie à une instabilité d'émotions et de sentiments, nous pouvons nous sentir ou vides ou « jamais en paix ». La faiblesse de notre Moi fait que nous percevons malgré nous ce que vivent les autres, même si eux-mêmes n'en sont pas conscients. Cette discordance est pour nous source d'insécurité, qui s'ajoute à l'insécurité dans notre relation aux autres, liée à une image négative de soi.

Nous avons vu (chapitres 4 et 5) que nos pensées et nos émotions apparaissent de façon bipolaire. Cette bipolarisation fonctionne sur tout ce qui nous entoure, moins fortement pour ce qui concerne notre perception de nous-mêmes. Elle est aussi à l'œuvre de façon centrale dans la personnalité narcissique qui investit sa partie « solaire » et ignore sa partie sombre, ce qui la rend « aveugle sur soi ». Pour nous, personnalités limites, le basculement brutal de nos perceptions positives à nos perceptions négatives – et inversement – instille l'angoisse de la folie et du danger que nous représentons pour les autres.

La menace du suicide s'appuie sur ces perceptions internes et les perceptions négatives des autres.

Angoissée par sa difficulté douloureuse d'éprouver, d'imaginer, de penser, la personnalité limite va s'appuyer sur une entité en particulier – personne, travail, groupe – qui va lui permettre, par son énergie et son amour, de ressentir, de créer, d'être pleinement et d'agir. Avec cette entité, elle se sent enfin « remplie », complète, sans l'angoisse de perte et de béance qui la menace.

Comment trouver un sens à sa vie quand on éprouve une telle difficulté à se percevoir comme être de besoins et de désirs ? Le manque de sens est une sensation fréquente chez les personnalités limites. La recherche de sensations fortes peut être un moyen de compenser ce manque de sens. La recherche du sens donné par l'autre peut aussi donner un sens à un métier, une vie familiale, une vie sociale. Ainsi, la personnalité limite fait souvent « comme si »… Comme nous l'avons vu chez Luc, qui fait « comme si » il avait envie d'exercer le même métier que son père ou comme s'il était amoureux de sa femme.

Lorsque nous sommes dans ce cas, notre entourage perçoit chez nous des traits de personnalité contradictoires et a l'impression que nous ne sommes pas authentiques, que nous jouons un rôle. Si nous parvenons à maintenir une certaine cohérence dans nos attitudes, les autres le ressentent comme un comportement artificiel.

« La faiblesse du Moi » des personnalités limites se manifeste ainsi par trois phénomènes :

- le sentiment de confusion lié à son « identité » ;

- la production de la pensée : la personne éprouve des difficultés à préciser sa pensée, à montrer des exemples concrets de ce qui est compris de manière abstraite, à comprendre une partie des messages qui lui sont adressés, à différencier le sens propre du sens symbolique, à saisir les liens entre cause et effet, à voir l'importance du temps nécessaire pour produire un raisonnement avec ses enchaînements logiques, l'importance du temps pour mettre en œuvre les étapes d'un projet ;

- la façon de parler, de s'exprimer : la personne est hésitante, passe du coq à l'âne, ses phrases sont entrecoupées de silences ; elle utilise des juxtapositions d'images ou d'idées sans lien apparent, se trouve gênée par les questions de l'autre qui sont vécues comme « intrusives », etc.

Les projections de la personnalité limite sur les propos de son interlocuteur sont source fréquente de malentendus difficiles à clarifier. On nous dit souvent que « nous comprenons tout de travers ! ».

Chapitre

8

Honte et culpabilité

Dans tous les autres cas, même lorsqu'elle présente par moments une image d'elle-même « magnifique », nous voyons que la personnalité limite a, en fait, une image négative d'elle-même. Sinon pourquoi pleurerait-elle à la moindre remarque ou s'opposerait-elle de façon si virulente à un discours contraire au sien ?

La difficulté qu'éprouve la personnalité limite à contenir ses émotions, son agressivité, son impulsivité dans ses réponses en parole ou en acte est vécue comme une « faiblesse », un manque, une incapacité honteuse. Le modèle viril peut, par exemple, prendre le contrepied et camoufler cette faiblesse sous une « hypervirilité ».

L'incapacité à « s'empêcher » d'avoir des actes compulsifs, même lorsqu'ils n'ont pas de conséquences graves comme en ont les addictions, est aussi vécue comme une faiblesse honteuse, un manque de maîtrise de soi. La faible énergie, le besoin d'avoir quelqu'un qui soutienne, encourage en permanence ou, au mieux, qui aide à « faire le premier pas » ajoute également à la honte. Il en va de même pour l'impossibilité à faire tout seul ce qui a été pensé, à passer à la réalisation concrète, notamment quand cela nécessite de créer et de développer des collaborations… Tout cela est vécu par la personnalité limite comme une incapacité angoissante, un manque de volonté, de courage.

À cette honte s'ajoute la culpabilité lorsque la personnalité limite est en contact avec les sentiments de colère et de haine.

Didier a 32 ans. Il est célibataire. Lorsqu'on lui demande pourquoi, il répond qu'il est « invivable ». Si son interlocuteur lui en demande les raisons, il n'obtiendra le plus souvent que des réponses évasives. Il n'a qu'un très petit nombre d'amis et il serait plus juste de dire d'« amies », car les femmes représentent quatre amis sur cinq. Ses ami(e)s le décrivent tous de la même façon : Didier est un homme secret mais émotionnellement surprenant. Par moments, il manifeste de façon soudaine des émotions violentes ou se met à parler de choses intimes.

Ces éruptions d'émotion sont le plus souvent de courte durée. Après, Didier est abattu ; il a honte de s'être comporté ainsi. Il demande pardon à l'ami qui a fait l'objet ou a été témoin de cette éruption. Et Didier disparaît pendant plusieurs semaines si l'ami ne fait pas l'effort de reprendre contact avec lui en premier.

Sa difficulté à contenir ses émotions et, dans certaines situations, son impossibilité à s'empêcher d'être submergée par elles, qu'il s'agisse d'émotions positives comme la joie ou d'émotions vécues comme négatives telles la colère, la peur ou la tristesse – qui se transforment parfois en rage, en terreur ou en désespoir –, fait que la personnalité limite ressent honte et culpabilité, comme Didier.

La honte, c'est le sentiment de ne pas être capable, de ne pas avoir les moyens ni les qualités qu'il faut avoir. Quand les autres nous voient et que leur regard, leurs réactions, leurs paroles nous renvoient un jugement ou une évaluation négative, nous avons alors l'envie de disparaître pour échapper à eux, pour ne plus ressentir notre propre corps et nous recroqueviller, pour laisser l'énergie tomber[1].

La culpabilité est en relation avec le sentiment d'avoir commis une faute. En ne contrôlant pas nos manifestations émotionnelles, nous enfreignons le code des bons comportements : celui qu'il faut adopter dans le monde du travail, du milieu social dans lequel on vit, de la culture – au sens de croyances, comportements, interdits, etc. – nationale et continentale. Là encore, la source du jugement de « faute » est établie en référence à la société.

Freud avait situé la différence entre les deux dans le changement entre le moment initial où le jugement émis par l'éducateur est perçu comme lié à sa personne, source d'amour ou de rejet, et le moment où l'enfant comprend que les lois et les règles auxquelles il doit se conformer, les interdits qu'il doit respecter, l'éducateur y est lui-même soumis, que ces lois, ces règles et ces interdits pren-

____

1. Le psychanalyste Winnicott nomme ce phénomène l'expérience de l'effondrement.

nent leur source bien au-delà de la personne propre de l'éducateur : la société. Il situait ce moment vers l'âge de cinq ans, lorsque l'enfant est confronté à l'interdit de l'inceste.

Mélanie Klein, par ses découvertes sur le fonctionnement psychique d'enfants plus jeunes, montre que le sentiment de faute est bien antérieur à la période où Freud en situait l'émergence. L'enfant ressent très tôt des sentiments de haine intenses, ainsi que d'amour. Mais les sentiments de haine créent en lui une « culpabilité » envers la personne, la mère, le père, l'éducateur, qui prend soin de lui. Honte et culpabilité se mêlent plus ou moins fortement et pourront ainsi être confondues, même après la prise de conscience de l'origine sociale des interdits.

PARTIE II

Pour mieux comprendre

En observant attentivement nos caractères et nos réactions, nous pouvons déceler en nous des troubles appartenant aux personnalités limites. Cependant, nous ignorons encore les causes de ces troubles. Pourquoi sommes-nous colériques, malheureux ? Pourquoi avons-nous si peu d'estime de nous-mêmes ? Pourquoi ne réfléchissons-nous pas avant d'agir ? D'où viennent nos difficultés à contenir nos émotions, à affronter la frustration ? Pourquoi avons-nous à ce point besoin de quelqu'un d'autre ou d'un dérivatif pour fonctionner pleinement ?

Il n'y a pas de fumée sans feu, pas de conséquences sans causes. C'est en plongeant dans notre passé que nous trouverons à présent des réponses à nos questions…

Une carence primitive

Adultes, nous nous efforçons de construire notre vie le mieux possible, en fonction de ce que nous sommes. Ce que nous ne savons pas forcément, c'est que la façon dont nous nous sommes construits enfants détermine bon nombre de nos choix futurs. Cela explique parfois le fossé qui sépare nos aspirations profondes de nos réalisations concrètes. *« Il m'aimait, je l'aimais, ma jalousie excessive a tout gâché… »*, *« J'ai toujours rêvé d'être propriétaire, pourtant je n'ai jamais osé emprunter… Et si je n'arrivais pas à rembourser ? »*… Certains d'entre nous se sentent freinés, limités par des barrières invisibles, incapables de réaliser leurs ambitions. Pourquoi ? Penchons-nous sur l'enfant, sa construction et étudions les sources possibles de nos limites.

Dans son livre *Traitement cognitivo-comportemental du trouble de la personnalité limite*, Marsha Linehan expose sa conception « biosociale » de la personnalité, construite à partir de ses travaux sur les patients suicidaires. Pour elle, le dérèglement émotionnel des patients limites est en grande partie dû à un dysfonctionnement biologique. Mais ces difficultés sont confortées par un environnement infirmant, souvent lié au contexte familial et social : les expériences de l'enfant sont invalidées, ses propos et ses comportements disqualifiés et rejetés ; on a vis-à-vis de lui des exigences de réussite survalorisées par son environnement.

Pourtant, il n'existe pas de recherche permettant de soutenir avec rigueur l'origine biologique simple de la construction psychique de la personnalité limite. Il est vrai que la dimension biologique intervient dans l'apprentissage de la limite puis de l'interdit dans le vécu émotionnel. Certains psychanalystes et bioénergéticiens ont montré les relations entre « l'armure corporelle » constituée par l'ensemble des tensions musculaires chroniques, correspondant aux mécanismes de défense psychiques.

Examinons d'abord les causes connues à ce jour de la construction de l'organisation psychique de la personnalité limite.

Une rupture de l'attachement

Le psychiatre et psychanalyste Bowlby a mis en évidence l'importance de *l'attachement entre le bébé et sa mère*. L'attachement est la recherche de *sécurité*, tout particulièrement vis-à-vis de la figure maternelle, chez l'enfant. Bowlby distingue deux modèles de construction successifs, nécessaires à l'évolution de l'individu :

- le modèle de construction centré sur soi, qui concerne la façon dont l'enfant se voit lui-même et le rôle qu'il joue dans la relation d'attachement ;

- le modèle de construction centré sur les autres, dont le prototype se met en place avec les parents.

Dans les échanges précoces entre le bébé et ses parents, il arrive que les processus normaux de développement, de construction et de création de liens affectifs soient interrompus. Cela a pour conséquence que les styles d'« attachement insécurisé » vont devenir dominants chez l'enfant et le futur adulte.

L'attachement insécurisé est à l'origine des troubles de la personnalité limite – entre autres. Bowlby déclare qu'« *un doute rongeant quant à l'accessibilité et la disponibilité des figures d'attachement est une des raisons principales du développement d'une personnalité instable et angoissée* ». On peut distinguer cinq types différents d'attachement :

- l'attachement préoccupé, qui caractérise les personnalités dépendantes, les personnalités obsessionnelles et compulsives et les personnalités hystériques ;

- l'attachement préoccupé et créatif, caractéristique des personnalités hésitantes ;

- l'attachement craintif, caractéristique des personnalités paranoïaques ;

- l'attachement détaché et créatif, caractéristique des personnalités antisociales et des personnalités narcissiques ;

- l'attachement détaché non créatif, caractéristique des personnalités très divisées ;

- l'attachement désorganisé qui, lui, est caractéristique des personnalités limites.

Amandine a 35 ans. Son compagnon décrit ainsi l'histoire de leur relation : « Amandine et moi avons vécu une lune de miel intense qui a cessé lorsque j'ai été licencié deux mois après le début de notre relation. Bien qu'Amandine ait un travail et que je perçoive mes indemnités de chômage, elle est passée de phases rapides d'évaluation objective – nous avons de quoi payer nos charges – à des phases de panique dans lesquelles j'ai reçu d'elle reproches et agressivité. Selon Amandine, j'étais alors "sans projet, sans efficacité, incapable de prendre un engagement, en particulier envers elle, et sous l'emprise de ma mère", alors que nous passions deux fois plus de temps avec ses parents qu'avec les miens. Face à mon refus de prendre un appartement dont le loyer était deux fois plus élevé que celui que nous avions tant que je n'aurais pas trouvé un nouvel emploi, Amandine a "piqué une crise". Elle s'est effondrée, arguant que cet appartement aurait été la seule chose positive qui lui serait arrivée depuis dix ans. Elle est restée déprimée pendant trois mois. Mes efforts pour la rassurer sur notre avenir n'ont eu aucun effet. »

Nous pouvons supposer, d'après cet exemple, qu'Amandine a connu une rupture de l'attachement lorsqu'elle était enfant. Le fait que son compagnon ait été licencié semble avoir réactivé chez elle un grand sentiment d'insécurité. Face à cet événement, Amandine passe par différents états contradictoires. Tantôt elle est objective, capable de raisonner, tantôt elle explose et envisage des solutions inadaptées à l'objet même de son angoisse – prendre un appartement bien trop cher apparaît comme la solution à l'apaisement de son sentiment d'insécurité. Les réactions d'Amandine sont caractéristiques de l'attachement désorganisé.

Afin de mieux comprendre la rupture de l'attachement, il convient de nous pencher plus avant sur la relation du nourrisson à sa mère.

La défaillance maternelle : le défaut fondamental

Le psychiatre et psychanalyste Balint perçoit l'importance pour le nourrisson de : « *l'impression de chaleur, les mouvements et les bruits rythmiques, les murmures confus, les effets envahissants et irrésistibles exercés par les odeurs et saveurs, le contact corporel étroit, les sensations tactiles et musculaires (notamment dans les mains) et enfin le pouvoir indéniable que possèdent tous ces phénomènes d'engendrer et de dissiper les angoisses et les doutes, le bien-être ou la détresse et la solitude désespérée*[1] ».

Dans cette relation fusionnelle entre le nourrisson et sa mère, les deux pôles affectifs présents sont le bien-être et la détresse. De plus, cette relation n'est pas un échange de personne à personne, mais du sein au bébé : nous sommes donc sur le terrain du besoin et non du désir.

En effet, à ce stade de son développement, le nourrisson vit un « amour primaire » pour sa mère, un état affectif où règne l'harmonie. Il n'a même pas conscience que sa mère est Autre que lui, ni qu'elle est sexuée. L'enfant ne connaît pas ses limites et « n'est pas

---

1. BALINT Michael, *Le Défaut fondamental*, 1967, trad. fr., Payot, 1977.

en mesure de savoir où il prend fin et où le monde extérieur commence ». Il est en relation avec des substances dans lesquelles il « flotte » ; les substances et l'individu se pénètrent profondément. Ils vivent leur état comme un mélange harmonieux.

Le vécu de cet état d'harmonie primaire dépend des capacités d'ajustement de l'environnement et des personnes qui le composent, en particulier la mère. Ces dernières doivent prendre en considération les besoins psycho-physiologiques, matériels et affectifs du nourrisson. Si elles ne le font pas, elles provoquent la carence, le manque, la frustration, et le nourrisson vit alors des sentiments de détresse, de solitude et de douleur terribles.

Lorsque Julie avait deux mois, sa mère est tombée gravement malade. Julie a été confiée à sa grand-mère paternelle, qui s'en est occupée pendant un an. Au début, Julie a cessé de se nourrir ; elle ne parvenait pas à s'endormir et hurlait pendant des heures jusqu'à ce qu'elle s'arrête, épuisée. Pour qu'elle dorme, sa grand-mère a essayé de la bercer, sans résultat positif. Alors elle a déclaré que c'était le bruit qui empêchait Julie de dormir et elle a pris l'habitude de mettre le berceau dans la pièce la plus isolée de la maison et d'y laisser sa petite-fille seule.

L'état d'harmonie primaire que vivait Julie a brusquement été interrompu lorsque sa mère est tombée malade. Cette brutale séparation, due à la défaillance – involontaire – de la mère, a provoqué une carence affective forte chez Julie.

Lorsque les soins donnés au nourrisson sont insuffisants, incomplets, dispensés à l'aveuglette, hyperanxieux, surprotecteurs, rudes, rigides, d'une grossière inconséquence, déréglés, hyperexcitants, ou simplement indifférents et dépourvus de compréhension, il se crée ce que Balint nomme le « défaut fondamental », source de bien des maux du futur adulte.

L'étape suivante de la maturation de l'être amène à la découverte d'objets et de personnes indépendants, solides et séparés, qui ont leur propre autonomie. Ainsi, le nourrisson perçoit que sa mère est différente de lui et approche la notion de limite des objets. L'état d'harmonie se rompt. Le nourrisson va alors organiser ses premières relations, celles qui vont fonder toutes ses relations ultérieures, en réagissant aux frustrations venues de son environnement.

Balint décrit deux types de relations possibles :

- La relation se crée d'après le fantasme que le monde est fait d'objets bienveillants et dignes de confiance. L'enfant est alors dans une demande de contact, de non-distance, dans laquelle le toucher est la voie sensorielle privilégiée.

- La relation se crée d'après le fantasme inverse : l'enfant veut retourner à la vie qui a précédé l'expérience de l'émergence des objets destructeurs de l'harmonie. Les objets sont évités et la relation aux autres est désinvestie.

Lorsque sa mère l'a reprise, Julie ne pleurait plus. Elle avait parfois des crises de rage sans raison apparente. À 3 ans elle s'est remise à pleurer quand sa mère s'éloignait d'elle. « Elle était toujours dans mes jupes », dit sa mère, « et cela a duré jusqu'à ce qu'elle ait quinze ans. »

L'arrêt précoce de la relation entre Julie et sa mère a entrainé une interruption dans la construction psychique de Julie. Traumatisée par la séparation, la petite fille retourne aussitôt « dans les jupes de sa mère ». Elle cherche à retrouver l'état d'harmonie qui lui a manqué. Les relations avec d'autres personnes que sa mère ne peuvent qu'être néfastes, dans la mesure où elles sont tenues pour responsables de la rupture de l'harmonie mère-enfant.

Avec cet éclairage, il est possible de formuler que la vie psychique aurait trois étapes : dans la plus ancienne, l'enfant n'établit pas de relations ; il est en quelque sorte clos sur lui-même. Dans la deuxième, il ne peut établir que les relations entre lui et un autre, à deux, et sa vie psychique se fait dans une juxtaposition de ces relations. Au cours de la troisième étape, l'enfant acquiert la capacité d'avoir simultanément des relations psychiques avec deux personnes indépendantes l'une de l'autre – ou plus. Il est alors capable d'une pensée « triangulaire ».

Les personnalités limites sont restées à la deuxième étape : elles ne peuvent établir que des relations à deux et leur construction psychique fonctionne avec une juxtaposition et non une articulation, une liaison, entre ces relations.

Aujourd'hui, Julie a 40 ans. Elle a deux enfants, issus de ses deux premiers mariages et elle s'apprête à se remarier pour la troisième fois.

Elle décrit l'évolution de la relation avec ses deux premiers maris comme avec les amants qu'elle a eus avant et pendant ses mariages. La relation commence par un coup de foudre. Julie se décrit comme poussée, par une force contre laquelle elle ne peut résister, vers l'homme qui l'a éblouie. Les choses vont alors très vite : euphorique – Julie dit qu'elle a l'impression de vivre sur un nuage –, elle rompt sa relation avec l'homme actuel et s'installe avec son nouvel amour. Elle dit à ses amies que son nouveau compagnon a toutes les qualités et que, lorsqu'elle l'a rencontré, « c'est comme si la relation avec le précédent n'avait pas existé ».

Tout et tous doivent s'adapter à ce nouvel amour : ses enfants qu'elle met en présence du nouveau compagnon sans transition, ses parents qu'elle n'informe pas du changement et qui le découvrent à travers les conversations avec leurs petits-enfants, et son « ex » dont elle ne comprend pas la colère ou la jalousie et les sentiments d'amour qu'il peut encore avoir pour elle.

Quant à Julie, elle dit parfois : « L'homme que j'aime est tout pour moi : un père, une mère, un frère, une sœur, un amant, mon soleil, ma vie ! »

La façon dont Julie se comporte, adulte, montre qu'elle n'a pu construire la troisième étape de sa vie psychique. Elle est restée « bloquée » à la deuxième, incapable d'établir des relations avec de multiples personnes. Elle a donc investi au cours de sa vie des relations exclusives et successives, ne pouvant se passer de l'amour d'un autre pour vivre.

Une autre source de troubles à l'origine de la personnalité limite est la dépression maternelle.

La dépression maternelle

Le pédiatre et psychanalyste Winnicott a démontré, dans la relation entre la mère et le nourrisson, l'importance du rôle de miroir joué par les yeux et l'expression du visage maternel. Si ce visage reste immobile et n'exprime pas l'état émotionnel de la mère, l'enfant ne se sent pas reconnu et ne voit pas de quelle façon sa mère le reconnaît. Winnicott insiste sur l'importance du côté vivant de ce qu'il appelle « la relation maternelle primaire ». Le regard et ses variations, la chaleur et la tendresse, les émotions, les gestes, les sons qu'ont l'un pour l'autre la mère et le nourrisson ont un effet miroir.

André Green a souligné l'importance de l'interruption de cette relation lorsque la mère, après avoir été un objet chaleureux, source de vitalité pour l'enfant, subit une dépression grave. Cette dépression peut être provoquée par une perte – un deuil, une séparation, une perte affective. Cela a pour conséquence que la mère devient subitement « absente » pour son enfant. Cette soudaine catastrophe se produit alors que l'enfant est trop jeune pour en comprendre le sens. Selon Green : « *Le noir sinistre de la dépression que nous pouvons légitimement rapporter à la haine dans la psychanalyse des déprimés n'est qu'un produit secondaire, une conséquence plutôt qu'une cause d'une angoisse "blanche" traduisant la perte subie au niveau du narcissisme [dans la construction de soi]* [1]. » L'angoisse qui en résulte crée dans l'inconscient comme des « trous psychiques ».

L'enfant va se sentir responsable de cette perte et conserve en lui la présence de « la mère morte ». Si, à la même époque, il découvre la présence du père, l'enfant peut aussi vivre celui-ci comme responsable de ce malheur. Cet ensemble ne manquera pas de com-

----

1. GREEN André, « Le narcissisme primaire : structure ou état ? », *L'Inconscient,* n° 1 et 3, p. 127-156 et 89-116, 1967.

promettre aussi bien la construction de son estime de lui-même que sa sécurité dans les relations aux autres et rendra impossible la constitution des éléments nécessaires à la construction de la troisième étape de sa vie psychique.

L'enfant tente tout d'abord de ranimer le lien à sa mère par diverses conduites de désespoir – agitation, insomnie, terreurs nocturnes – et développe des mécanismes psychiques de défense. Il désinvestit la relation à la « bonne » mère et s'identifie inconsciemment à la mère « morte ». Cela entraîne chez lui la perte du sens, liée à ce que Green décrit ainsi : « *Il y a un écart incomblable entre la faute que le sujet (se) reprocherait d'avoir commise et l'intensité de la réaction maternelle ; tout au plus pourrait-il penser que cette faute est liée à sa manière d'être plutôt qu'à quelques désirs interdits ; en fait, il lui est interdit d'être*[1]. »

À presque 50 ans, Fabrice fait le bilan de sa vie et se désespère.

La femme qu'il aime l'a quitté depuis quatre ans sans qu'il parvienne à l'oublier, son travail ne l'intéresse plus autant qu'avant, il a peu d'amis et ne sort quasiment plus, préférant rester seul dans son appartement en compagnie de l'alcool.

« Je ne comprends pas ce qui se passe. J'aime pourtant la vie ! J'ai plein d'idées, l'envie d'écrire, l'envie d'être de nouveau amoureux, de rencontrer des gens, de me remettre au sport et de calmer la boisson... Mais je n'y arrive pas », dit Fabrice.

---

1. *Ibid.*

Il confie être hanté par sa mère. « Elle me parle chaque nuit et me dit de
m'accrocher quoi qu'il arrive. » Il raconte que, lorsqu'il était enfant, sa mère
le rejetait et le menaçait en permanence. « Elle était toujours triste et éner-
vée et me disait souvent que j'étais un bon à rien. J'essayais de faire le
clown pour qu'elle sourie... Parfois ça marchait, j'étais fier de moi. Mais très
vite, elle recommençait à hurler parce que je m'agitais trop, parce que je
n'étais pas comme il faut... Quand elle est tombée malade, ma mère ne s'est
pas battue. Je crois même qu'elle était contente, dans un sens, que la mort
vienne l'emporter. »

Enfant, Fabrice a souffert de voir sa mère si malheureuse, et de
s'entendre traiter de « bon à rien ». Il en a gardé une blessure qui a
profondément fragilisé son estime de lui-même. Ainsi, à presque
50 ans, il n'a pas confiance en ses capacités. Il s'accroche à un
amour perdu et reste passif, comme spectateur de sa propre vie,
gouverné malgré lui par le lancinant credo « à quoi bon ? ». En
portant cette « mère morte » en lui, il s'interdit d'exister selon ses
envies, persuadé au fond de lui qu'il n'en a pas le droit.

L'impossible séparation

Les relations aux autres, qu'elles soient amoureuses, sociales ou professionnelles, ne sont pas figées. Par exemple, il est fréquent d'entendre qu'un couple s'est séparé « parce que chacun a pris un chemin différent » ou qu'une amitié a pris fin « parce que chacun a évolué différemment ». Ainsi va la vie ! Pourtant, certains d'entre nous éprouvent des difficultés à mettre un terme aux relations, quand bien même celles-ci ne leur apporteraient plus rien, voire les handicaperaient. Quelle est donc la cause de cette incapacité à rompre ?

Pour la psychiatre et psychanalyste Margaret Mahler, l'enfant se sépare progressivement de la figure maternelle entre 18 et 36 mois, développant progressivement par la suite une identité distincte. Il ressent alors l'anxiété du renoncement à la relation fusionnelle qu'il a avec la mère, ainsi que la peur de perdre cette figure maternelle dont il s'éloigne.

C'est l'alternance entre cette expérience de la prise de distance et celle du rapprochement qui lui permet d'assurer une présence intérieure suffisante de la mère et de résoudre positivement le conflit entre dépendance et autonomie.

Cependant, si la mère tolère mal la distance que prend son enfant, elle lui retire son affection quand il manifeste des comportements plus autonomes. L'enfant est alors pris entre deux mouvements contradictoires : soit demeurer dépendant de sa mère pour conserver l'amour dont il a besoin, soit vivre la perte de l'amour de celle-ci pour pouvoir développer son besoin d'autonomie.

Tel est le cas des personnalités limites, qui restent « bloquées » à ce stade de leur développement, comme si elles devaient encore choisir, adultes, entre la dépendance amoureuse nécessaire à leur survie ou l'isolement qui les rendraient autonomes.

Gilbert a 65 ans et raconte sa vie amoureuse ainsi : « J'ai eu dix femmes dans ma vie. Elles étaient toutes plus âgées que moi, sauf la septième qui avait vingt ans de moins que moi. Étrangement, le début de ces relations a été toujours très lent. Je m'approchais peu à peu, comme si je ne voulais pas aller trop vite, et je ne déclarais mon amour qu'après avoir vérifié que j'allais avoir une réponse positive.

La dimension sexuelle n'a pas été prioritaire pour moi. En revanche, je me suis particulièrement attaché à la relation de tendresse, de confiance, de ressemblance avec ces femmes. Comme si j'étais à la recherche de l'âme sœur mais dans le sens de semblable, jumelle.

Ce qui est encore plus étonnant, c'est que, une fois que la relation a eu commencé, elle ne s'est plus jamais arrêtée. Hormis une de mes ex-compagnes, qui est décédée, j'ai gardé les neuf autres dans ma vie. Je ne peux pas arrêter une relation amoureuse ; quand elle a commencé, c'est pour toujours.

Cela a parfois créé des relations bizarres : alors que je vivais une histoire plus forte avec la dernière de mes conquêtes, et que nous vivions par moments ensemble, je continuais à avoir des relations fortes avec les compagnes que j'avais connues avant.

Il y a même eu avec l'une d'entre elles une relation amoureuse très forte, sans que nous ayons eu de rapports sexuels.

Et lorsqu'il m'est arrivé d'avoir des disputes, même graves, avec l'une ou l'autre - à cause de jalousies entre elles -, j'ai toujours fait tout ce qu'il fallait pour que la dispute ne mette pas fin à notre relation.

Des histoires amoureuses comme la mienne, je n'en ai pas entendu beaucoup ! »

Vérification faite, Gilbert dit aussi avoir gardé toute sa vie les relations professionnelles fortes qu'il a connues au cours de son existence.

Dans cet exemple, nous voyons que Gilbert est incapable de rompre la relation amoureuse et même professionnelle, lorsqu'il l'a investie à un moment donné de sa vie. Toutefois, en créant plusieurs relations et en les investissant toutes en même temps, plus tendrement que sexuellement, Gilbert témoigne d'une faible implication dans chacune de ses relations, comme s'il hésitait, voulait conserver l'amour et l'indépendance à la fois.

La faible teneur sexuelle de ses relations, la recherche prioritaire de tendresse et de ressemblance avec ses compagnes, l'écart d'âge notable existant dans chacune de ses relations laissent également penser que Gilbert a davantage cherché une mère à ses côtés, comme si la fusion avec celle-ci devait persister jusque dans la vie adulte.

Un narcissisme fragile

Vous avez peut-être en tête l'histoire de Narcisse, cet homme qui s'aimait tant qu'il tomba amoureux de son propre reflet ? La mythologie grecque nous enseigne, par ce biais, que le narcissisme représente l'amour que l'on a pour soi-même. Ce narcissisme est nécessaire au bon équilibre de chacun de nous. Cependant, il arrive que celui-ci soit « mal réglé », mal construit. Nous nous aimons trop, ou pas assez, incapables de trouver le juste milieu.

Pour les personnalités limites, la fonction psychique qui permet de censurer et d'organiser les émotions n'existe pas encore de façon forte. C'est donc la vision idéalisée d'elle-même, qui joue le rôle organisateur – toute-puissance et maîtrise idéale de soi – de la personnalité limite.

La séparation entre les émotions et les pensées qui permet de devenir « raisonnable » ne se produit pas. Ces limites ne s'établissent pas de manière claire et stable. Ainsi, cette image idéalisée de soi se caractérise par son côté puéril et grandiose. Le sentiment et l'image que l'on a de soi-même sont sans cohésion, ce qui induit en permanence une impression de « vide ».

L'image qu'une personne a d'elle-même est un des éléments du narcissisme positif, à savoir de l'estime de soi. Si notre rationalité, notre « Moi raisonnable » ne parvient pas à se construire avec clarté, c'est parce que notre narcissisme est fragile.

C'est la raison du désintérêt, du détachement, du manque de vitalité, de la difficulté à se sentir exister, à être présent à autrui, du sentiment de futilité de toute chose qui nous envahit et enlève toute valeur à la vie.

Lorsqu'elles perdent la personne, l'objet ou l'idée qui leur sert de béquille pendant un temps plus ou moins long, les personnalités limites vivent la « dépression primaire » qui caractérise le narcissisme fragile. Les caractéristiques en sont le blanc de pensée, l'absence de coloration affective, de sentiment de culpabilité, de travail de deuil, et la recherche de tout ce qui peut contrecarrer ces vécus insupportables, tel que les addictions au sexe, à la drogue, à l'alcool, etc. Leurs moments d'action se manifestent par de brèves tentatives, des actes précipités suivis de longues périodes d'incapacité et d'inhibition accompagnés de larmes sans fin et d'un désespoir sans image.

Depuis toujours, Élise sait qu'elle vivra une grande et belle histoire d'amour, qu'elle se mariera et aura deux enfants.

Lorsqu'elle rencontre Maxime au cours d'une soirée chez des amis et que celui-ci manifeste de l'intérêt à son égard, Élise le séduit et commence une relation amoureuse avec lui. Elle dit à ses amies qu'elle a rencontré « l'homme de sa vie ».

Élise et Maxime se voient de temps en temps, à l'extérieur ou ponctuellement chez Élise, qui ne manque jamais d'insister pour que son « amoureux » vienne passer du temps dans son appartement. Lorsque Maxime ne téléphone pas ou part en déplacement pour son travail, Élise se désespère de son absence et lui envoie plusieurs messages par jour. Elle se sent envahie par l'angoisse et, lorsque son ami ne répond pas à ses appels, Élise ne cesse de se demander où il a bien pu passer.

Deux mois plus tard, Maxime annonce à Élise la fin de leur relation, qu'il estime trop compliquée et déséquilibrée. Élise est effondrée. Elle ne comprend pas ce que Maxime lui raconte. « Tout se passait à merveille, on était si amoureux ! » dit-elle. Élise s'enferme chez elle et pleure plusieurs jours durant.

En regardant les caractéristiques et les causes de la construction de la personnalité limite, nous avons rencontré une fragilité de l'amour de soi et une organisation des instances psychiques dans laquelle l'image idéalisée de la personne joue un rôle prépondérant.

Ainsi, Élise ne fait pas le lien entre son rêve d'enfant et la réalité… Qui est tout autre ! Maxime témoigne en effet, dès le début de la relation, d'une implication faible dans leur idylle. Élise le voit comme « amoureux » mais il ne le lui laisse entendre à aucun moment. Au lieu de rationaliser et d'observer les éléments réels de leur relation, Élise a idéalisé cette histoire en y projetant son rêve d'enfant, son image idéalisée d'elle-même.

La capacité à raisonner de la personnalité limite a atteint un développement notable. Elle a traversé certains stades de l'évolution et de la construction psychique mais ne parvient pas à se constituer avec force et autonomie. À tel point que l'une des caractéristiques de la personnalité limite est son incertitude sur les frontières et les qualités de sa capacité à rationnaliser – faible résistance à la frustration et à l'angoisse, manque de contrôle de ses pulsions et émotions. Ceci explique qu'Élise ne supporte pas l'absence de Maxime et se sente terriblement angoissée lorsqu'il n'est pas auprès d'elle.

Cela conduit à s'interroger sur les relations qui peuvent exister entre les personnalités dites narcissiques et les personnalités limites.

Qu'est-ce qu'une personnalité narcissique ?

Le psychanalyste Heinz Kohut caractérise les personnalités narcissiques de la façon suivante :

- un manque d'amour de soi diffus ;
- la quête du miroir, c'est-à-dire la recherche de l'admiration de l'autre pour lutter contre le sentiment de manque d'estime de soi ;
- la prépondérance de l'amour de soi sur l'amour de l'autre ; la relation à l'autre consiste en une recherche du double ou d'un autre tellement idéalisé qu'il ne peut réellement exister ;

70

- la quête d'idéal : les personnalités narcissiques sont sensibles à la moindre déception ; les sentiments, les jugements, les anticipations changent du tout au tout ;
- la menace de mort de l'objet d'amour, de dépendance, est une menace pour le sujet lui-même ; il s'en protège par l'indifférence.

Les personnalités narcissiques utilisent les mêmes mécanismes de défense (voir chapitre 4) que les personnalités limites, mais surtout au service de l'image de soi.

Kohut tient à différencier ces deux types de personnalité car, selon lui, les personnalités narcissiques ont deux caractéristiques spécifiques : le développement du « Soi grandiose », et des manifestations de « rage narcissique ».

Kohut nous dit que le Soi est bipolaire : construit d'une part sur le pôle des ambitions et d'autre part sur le pôle des idéaux. Le pôle des idéaux vise à rétablir la perfection de la mère toute-puissante par le biais de la projection. Porteur des rêveries de grandeur, en recherche d'admiration dans les yeux maternels, exhibitionniste, le Soi grandiose aide la personnalité narcissique à avancer dans le sens de ses ambitions. Les compétences, les talents relationnels et professionnels se développent correctement si les deux pôles du Soi sont équilibrés.

L'investissement du Soi grandiose permet de se sentir au-dessus de toute menace. La personnalité narcissique se rassure en créant des images idéales. Cela se manifeste par le besoin répété d'avoir quelqu'un à idéaliser et de chercher des réassurances permanentes sur sa haute valeur. La personnalité narcissique peut se rassurer par ce biais dans la relation à des personnes mais aussi en ayant des activités valorisées telles que les activités artistiques, ou en investissant dans des objets très coûteux, etc.

Le deuxième signe par lequel Kohut diagnostique la personnalité narcissique est la « rage narcissique ». Cette dernière se caractérise par le besoin de vengeance disproportionné quand le sujet éprouve le sentiment d'être ridicule, ou a l'impression d'être méprisé, dédaigné. La personnalité narcissique fantasme alors de détruire l'autre, le reflet qui n'a pas su soutenir l'image narcissique d'elle-même. Le point de vue de l'autre est dans ce cas totalement ignoré. Aucune empathie n'est possible, car il faut rétablir le pouvoir totalitaire du Soi grandiose. L'effondrement narcissique qui peut suivre, l'expérience de la honte insupportable font de ces épisodes à la fois des étapes critiques pour la sécurité de base, mais aussi pour le changement de la personnalité narcissique.

La différence entre personnalité narcissique et personnalité limite perd de sa force lorsqu'on comprend que les personnalités narcissiques sont des personnalités limites qui utilisent leur image idéale comme moyen de vivre ; elles ont avec leur image idéale le même investissement d'amour exclusif qu'une personnalité limite l'aurait avec un élément extérieur à elle.

Gérard est photographe depuis une dizaine d'années, au service d'une grande agence de communication. Il travaille en étroite relation avec Thierry, son directeur artistique. Gérard décrit Thierry comme un homme « efficace et génial ». « Il a toujours des idées étonnantes et pertinentes, un esprit vif qui sauve tous les contrats de l'agence avec ses partenaires extérieurs, même les plus délicats. »

En contrepartie, Gérard avoue que Thierry est difficile à vivre. « S'il est de bonne humeur, il peut arriver le matin en ayant acheté des viennoiseries pour toute l'équipe ! Par contre, s'il est mal luné, nous en faisons tous les frais. Il lui arrive de rentrer dans des colères terribles... Notamment quand quelqu'un a une meilleure idée que lui. C'est arrivé une fois. Alors que nous travaillions d'arrache-pied depuis trois jours sur un dossier et que nous étions dans l'impasse, l'un des nouveaux membres de l'équipe a apporté la solution au problème et l'a évoquée en réunion de travail. Ça n'a pas traîné : Thierry l'a viré sur-le-champ ! »

Suite à cet événement, lorsque le directeur général lui demande s'il souhaiterait monter en grade et prendre la direction artistique de l'agence, Gérard répond par la négative. « Nous avons déjà un très bon directeur artistique. Pourquoi changer ? Je préfère rester à ma place. Du moment que je fais de la photo... Je suis comblé ! »

Thierry représente bien la personnalité narcissique. Son poste à responsabilité, ses prises de décisions rapides, efficaces et ses emportements spectaculaires en témoignent. Il est probable que Gérard ait autant de qualités, au vu de ce que lui propose son directeur général. Cependant, comme il a une estime de lui fragile, il préfère rester dans le sillage de Thierry, son mentor, et continuer son métier à son « petit niveau ».

Des mécanismes
de défense privilégiés

De la même façon que nous avons appris à nous nourrir et à nous vêtir, nous avons un jour appris à nous défendre contre les agressions extérieures… Et ce, plus tôt que nous le pensons ! En effet, bien avant que nos parents nous éduquent – « je te défends de parler aux inconnus, ils peuvent être dangereux ! » –, nos mécanismes de défense psychiques se mettent en œuvre.

Ces mécanismes sont les moyens par lesquels nous nous protégeons – ils maintiennent notre intégrité et notre solidité – contre les stimulations de nos pulsions intérieures ou les stimulations venant de notre environnement, lorsque celles-ci sont trop fortes.

Par exemple, si vous faites l'objet d'une altercation avec quelqu'un qui crie et profère des paroles menaçantes, cela va provoquer de la peur en vous. Pour vous protéger de cette violence et d'une peur trop forte, vous allez rationnaliser et mettre en jeu le mécanisme du « clivage » : « *Cette violence ne s'adresse qu'à la partie méchante et agressive de moi-même ; mais cette partie n'est pas "moi" qui n'ai que de bons sentiments ; donc l'agresseur ne s'adresse pas à moi mais à quelqu'un d'autre.* » Ainsi, votre peur va diminuer de façon à ce que vous ne perdiez pas vos moyens, tels que votre capacité à comprendre, à analyser, à imaginer des solutions pour parer à cette violence, etc.

Pour comprendre comment se défend la personnalité limite, nous devons connaître la description que fait Mélanie Klein du fonctionnement psychique de l'enfant lorsqu'il est encore en symbiose avec la mère.

Les mécanismes de défense du nourrisson

La psychanalyste Mélanie Klein n'a jamais utilisé l'appellation de « personnalité limite » mais ses travaux ont été les premiers à en décrire et à en conceptualiser de nombreux aspects : les divers mécanismes de défense et les phases schizo-paranoïde et dépressive du nourrisson.

Le psychisme du nourrisson passe par deux états. Dans le premier, l'état schizoparanoïde, les émotions sont présentes, morcelées, violentes et brutes – angoisse et jouissance.

À cette période de son développement, l'enfant a des relations non pas avec une personne totale, sa mère, mais avec la partie de cette personne qui est en relation avec la zone érogène dominante alors chez lui : le sein et la bouche. Ses perceptions sont donc très divisées.

Les mécanismes de défense de cette période de construction psychique sont nombreux.

- *L'introjection* : une partie du psychisme de l'autre, principalement la mère, est incorporée dans le psychisme de l'enfant.

- *La projection* : une partie du psychisme de l'enfant est « plaquée » sur le psychisme de l'autre – la mère – ; l'enfant la perçoit comme appartenant à l'autre et non plus à lui-même.

- *Le clivage du Moi* : le psychisme de l'enfant se défend contre une agression extérieure en séparant sa partie négative de sa partie positive – voir l'exemple en introduction.

- *Le clivage de l'objet* : l'enfant perçoit ce qui est extérieur à lui comme totalement bon ou totalement mauvais. Cette perception vaut également pour lui-même.

- *Le déni* : l'enfant refuse de reconnaître la réalité d'une perception désagréable. Il se comporte comme si cette réalité n'existait pas.

- *L'idéalisation* : ce mécanisme fonctionne avec le clivage ; le « bon objet » est idéalisé par l'enfant. Le « bon sein » est toujours disponible et inépuisable et le « mauvais sein » persécuteur est diabolisé.

- *L'identification primaire* : l'enfant ne perçoit pas encore la différence entre sa mère et lui-même ; il se construit donc par mimétisme en reproduisant ce qu'il voit, entend, ressent et comprend.

- *L'identification projective* : l'enfant fantasme tout ou partie de sa personne propre – notamment les mauvaises parties de lui – à l'intérieur de l'autre pour lui nuire, le posséder ou le contrôler, et, ensuite, voyant le négatif qu'il a projeté sur l'autre, il peut vivre et reconnaître le négatif « que l'autre a provoqué en lui-même ».

- *L'identification à l'agresseur* : en quelque sorte, l'enfant s'identifie de façon primaire au mauvais objet.

- Ainsi, tous ces mécanismes se mettent naturellement en œuvre pour protéger l'enfant de la violence des émotions, vécues à cette période sans nuance. « Tout est bon » ou « tout est mauvais », il convient donc de réagir en fonction de cela.

Pour Mélanie Klein, l'enfant sort de la position schizoparanoïde lorsque, ayant détruit le « bon objet », il bascule dans la position dépressive. C'est alors que change sa perception de l'objet et de lui-même. Il est capable de percevoir à la fois le « bon » et le « mauvais » en lui-même et en l'autre, de repérer des qualités vécues comme positives et d'autres comme négatives, sans que cela soit insupportable.

L'ensemble de ces mécanismes de défense se met en place chez chacun de nous dans l'enfance et il est nécessaire à notre construction. Comment reconnaître alors une personnalité limite par les mécanismes de défense nécessaires à sa protection et la différencier d'autres personnalités psychiques ?

Les mécanismes de défense de la personnalité limite

La différence s'observe lors du passage de l'état schizoparanoïde à l'état dépressif du nourrisson. Lorsque celui-ci ne se fait pas correctement, l'enfant est dans l'impossibilité d'intégrer les parties clivées – divisées – de lui-même et des autres. Sans nuance, il reste incapable de réunir « le bon et le mauvais ». Ce passage « raté » est le fondement même des personnalités limites.

Celles-ci utilisent donc des mécanismes de défense qui appartiennent normalement aux fondements de la construction psychique du petit enfant.

Pour mieux comprendre, observons Jenny et Hélène. Ces deux amies de longue date réagissent différemment lorsqu'elles sont confrontées aux mêmes situations. Bien sûr, les différences de caractère entrent en ligne de compte… Mais pas seulement.

Le mécanisme d'introjection

Jenny et Hélène discutent avec leur ami Pierre, à la terrasse d'un café. Alors que chacun semble être calme et que la discussion ne prête à aucune polémique particulière, Jenny se met à agresser Pierre sans raison apparente. Pierre écourte son échange avec ses amies et s'en va rapidement. Lorsque Hélène demande à Jenny la raison de sa colère, cette dernière ne sait que répondre. Plus tard, Jenny apprend que Pierre était en colère contre ses deux amies le jour où ils s'étaient retrouvés, parce qu'elles avaient trois quarts d'heure de retard. Voulant éviter le conflit, il avait pris le parti de ne rien « montrer ».

À travers cet exemple, nous voyons que Jenny a « senti », introjecté, la colère qu'elle percevait chez Pierre, contrairement à Hélène. Pourquoi l'une et pas l'autre ? Hélène a également perçu la colère de Pierre, mais au contraire de Jenny, elle ne l'a pas reçue comme une menace. Jenny agit ici comme lorsqu'elle était enfant et que, sentant l'énervement de sa mère, elle s'énervait à son tour.

Le mécanisme de projection

À chaque fois qu'elles quittent une fête organisée par leurs amis, Jenny et Hélène font le bilan de la soirée sur le chemin du retour. Comme souvent, elles sont en désaccord à propos des humeurs des uns et des autres. Jenny « sent » que Romain lui en veut et se demande bien pourquoi. Hélène s'étonne de la réaction de son amie car elle n'a perçu aucun signe de rancœur de la part du jeune homme à l'égard de Jenny.

Il en va de même pour Alice, que Jenny a trouvée « mal dans ses baskets » tout au long de la soirée. Encore une fois, Hélène s'étonne et fait remarquer à Jenny qu'Alice a dansé au milieu du salon une bonne partie de la soirée, témoignant au contraire d'une certaine assurance.

Il est probable qu'au cours de la soirée, Jenny s'est sentie mal à l'aise et qu'elle s'en est voulue de ne pas goûter au plaisir de la fête comme le faisaient ses amis. Elle a projeté ses sentiments sur Romain et Alice ; sa sensation est en décalage avec la situation réelle, ce qui explique son désaccord avec Hélène, qui n'a pas « projeté » mais perçu la situation telle qu'elle était.

Le clivage du Moi

Étudiantes dans la même faculté, Jenny et Hélène ont pour habitude de réaliser leurs travaux pratiques ensemble, dès que l'occasion se présente. Mais elles ont une façon bien différente de réagir aux critiques de leurs professeurs. Hélène entend les faiblesses présentes dans tel ou tel dossier et s'en sert pour progresser. Jenny, au contraire, pique régulièrement des « crises » en s'apercevant que tout n'est pas parfait. Elle devient agressive et déclare ses profs « injustes », puis déprime.

Jenny interprète les critiques techniques de son travail comme un jugement de valeur de sa personne. Elle ne parvient pas à rationaliser et « prend tout pour elle ». Quand elle lit sur son dossier que *le travail* manque de précision, elle se sent attaquée. Comme si son professeur lui disait que c'est *elle* qui est mauvaise.

Le clivage de l'objet

Jenny et Hélène ont passé un week-end à la campagne, chez des amis. À cette occasion, elles ont rencontré Anna, une jeune femme « séduisante, drôle et pleine d'esprit », aux dires de Jenny. Hélène tempère l'enthousiasme de Jenny en faisant remarquer qu'Anna a « monopolisé l'attention » tout au long du séjour.

Deux semaines plus tard, Jenny et Hélène invitent Anna à partager une soirée chez elles, avec leurs amis proches. Jenny trépigne, impatiente de présenter son univers à sa nouvelle copine. Pourtant, Anna semble presque l'ignorer et devient rapidement la coqueluche de la fête, faisant rire les uns et les autres. Le lendemain, Jenny ne cesse de rappeler à Hélène les pires moments de la soirée en dénigrant violemment Anna.

Jenny perçoit Anna comme extraordinaire lorsque celle-ci la fait rire et s'intéresse à elle. Cependant, dès lors qu'Anna se détourne d'elle, Jenny ne peut plus la supporter. Anna n'a pourtant pas changé. Il apparaît que Jenny est incapable de nuancer son juge-ment… Anna ne peut être que « bonne » ou « mauvaise ».

Le déni

Lors de leurs conversations avec Hélène, Jenny se met régulièrement en colère. Lorsque son amie le lui fait remarquer, Jenny s'étonne. « Mais non, je ne m'énerve pas ! » Hélène est toujours surprise du manque de cons-cience de son amie : « Vraiment, tu ne vois pas que tu es en train de hurler depuis dix minutes ?! »

Jenny se met effectivement en colère plus souvent qu'à son tour. Ce sentiment la dépasse et l'inquiète. Le mécanisme psychique de déni se déclenche donc, et Jenny ne s'aperçoit pas de ses réactions virulentes.

L'idéalisation

Lorsque Jenny a rencontré Anna, elle l'a idéalisée, la parant ainsi de toutes les qualités. Contrairement à son amie, Hélène a su déceler les aspects agréables d'Anna mais aussi les aspects plus « négatifs » de sa personnalité. Elle a tenté d'avertir Jenny en lui disant qu'Anna lui semblait « franchement envahissante », mais celle-ci n'a rien voulu entendre…

Jenny a besoin d'idéaliser une personne féminine car elle a une fai-ble estime d'elle-même. Elle ne peut donc se résoudre à voir chez Anna le moindre défaut. Anna doit être forte, belle, conforme à la personne que Jenny rêve d'être.

L'identification primaire

Après avoir « pardonné » à Anna son manque d'attention vis-à-vis d'elle, Jenny délaisse quelque temps son amie Hélène pour passer du temps avec cette femme « épatante » qu'est Anna. Jenny aime tant les vêtements d'Anna, sa gestuelle, ses expressions loufoques que, sans s'en rendre compte, elle se met à la « copier ». Au grand dam d'Hélène, qui se dit en son for intérieur que Jenny « manque décidément de personnalité ».

Comme le petit enfant qui « copie » les attitudes et les mots de ses parents pour se construire, Jenny éprouve le besoin de s'identifier fortement à sa nouvelle amie… Qui se flatte d'être un tel modèle et l'y encourage !

L'identification projective

Lors d'un pique-nique au parc avec trois de leurs copines, Jenny lance soudain à Hélène : « Oh, mais arrête de faire la tête, tu me déprimes ! » Hélène répond qu'elle ne fait pas la tête, ce que confirment les regards étonnés des trois autres copines. Face à cette réaction unanime, Jenny reste muette quelques secondes avant de passer rapidement à un autre sujet de conversation. Elle s'excusera plus tard auprès d'Hélène de son attitude.

L'anxiété que Jenny a prêtée à son amie est en fait un fantasme de sa part. Le fait de l'avoir projetée sur Hélène a été nécessaire à Jenny pour comprendre et admettre qu'elle-même était anxieuse.

L'identification à l'agresseur

Alors qu'Hélène a un petit ami depuis deux ans, Jenny reste célibataire. « Les garçons ne l'intéressent pas », ses amis lui suffisent. Pourtant, parfois, elle se surprend à envier son amie et se sent dépassée par ce sentiment contradictoire...

Le père de Jenny a quitté la cellule familiale lorsqu'elle avait deux ans. Sa mère l'a donc élevée seule jusqu'à l'arrivée de son nouveau compagnon, dix ans plus tard. Même si elle n'en a aucun souvenir, Jenny s'est construite dans le manque de son père « disparu ». Elle a souffert de cet abandon et cherche à tout prix à éviter cette répétition. Sans s'en rendre compte, elle exclut l'amour masculin de son univers de jeune femme, ce qui la rassure et la fait souffrir à la fois.

Des traumatismes dans l'enfance

Nous l'avons vu, l'enfant que nous avons été peut nous apprendre bien des choses sur l'adulte que nous sommes aujourd'hui. Ainsi, un traumatisme survenu dans l'enfance peut être à l'origine de certains troubles de la personnalité limite.

Pour le psychanalyste Bergeret, un tel traumatisme se déroule principalement au plan affectif. Il résulte d'une provocation pulsionnelle intense survenue dans l'enfance, alors que l'être était encore trop mal équipé pour que ses défenses puissent la contenir. Par exemple, l'enfant peut avoir été face à une tentative de séduction sexuelle – plus souvent réelle que fantasmatique – ou soumis à une agression insupportable, de l'un des parents ou des deux.

L'excès de tensions sexuelles ou de terreur qui fait conflit ne peut être éliminé par l'oubli et la personne doit avoir recours à des mécanismes de défense plus anciens, tels que le déni des représentations, le clivage de l'objet – et non du Moi –, l'identification projective ou le contrôle de l'objet (voir le chapitre 4, page 77).

Ce premier traumatisme désorganisateur a pour effet de stopper l'évolution des pulsions sexuelles de l'enfant. Au lieu d'évoluer normalement et de passer à une relation sexuelle adulte, après la puberté et l'adolescence, la personnalité limite va rester gouvernée par ses pulsions, comme pourrait l'être un jeune pubère.

Charles a 30 ans. « Avez-vous vu le film de François Truffaut *L'Homme qui aimait les femmes* ? Je suis comme le personnage principal que joue Charles Denner. Dès qu'une femme me plaît, je lui cours après, je l'emballe, et cinq fois sur dix je fais l'amour avec elle. Dans les toilettes des grands magasins, dans les arrière-cours, dans l'hôtel le plus proche. Au bureau, je vais sur les sites de rencontre et, à la fin de la journée, j'ai souvent deux ou trois rendez-vous avec des femmes différentes à des moments différents de la soirée, dans des bars. Alors c'est souvent dans les toilettes des bars que ça se passe... Et ce, depuis que j'ai 18 ans.

Cela ne peut plus durer. Avec l'existence que je mène, je n'ai aucune relation durable et approfondie avec une femme. Je ne vois pas comment, dans ces conditions, je pourrais avoir une vie de famille et des enfants. Cette vie-là n'a pas de sens. Et puis, rien d'autre ne m'intéresse dans la vie. Ce n'est pas normal ; par moments je me dis que je suis en train de devenir fou. »

Charles dit qu'il a eu pourtant sous ses yeux d'enfant l'image d'un couple parental stable et heureux. Mais très tôt, dès l'âge de quatre ans, il se souvient d'avoir été excité par les bruits qu'il entendait de l'autre côté de la cloison qui séparait son lit de la chambre de ses parents. Le jour où il leur a posé la question, ses parents lui ont répondu d'un ton sévère : « On ne parle pas de cela. »

Charles n'en a donc plus parlé mais il n'a plus cessé d'y penser. Il a vite découvert que c'étaient les bruits de la jouissance qu'un homme et une femme éprouvent lorsqu'ils font l'amour. Dès sa puberté, Charles s'est masturbé régulièrement, deux à cinq fois par jour, ayant des fantasmes hétérosexuels intenses.

Un jour, à 13 ans, il guette le moment où ses parents « font la sieste ». Il entrouvre la porte de la chambre et assiste à la relation sexuelle de ses parents. Mais sa mère l'aperçoit et se met à hurler ; son père se lève nu, attrape Charles terrifié et le bat violemment. « Dans le film de Losey, *The Go-Between*, le garçon en est resté impuissant. Chez moi ça a provoqué la réaction inverse ; je n'ai plus eu qu'une obsession : être l'homme qui fait jouir les femmes. »

Charles a eu sa première relation sexuelle à 15 ans. À partir de 18 ans, son addiction sexuelle est installée.

Le cas de Charles nous montre des éléments forts de la personnalité limite.

Le premier traumatisme désorganisateur, un choc émotionnel, survient trop tôt. Charles n'a pas une personnalité suffisamment forte, ni encore les moyens de relativiser, de rationaliser et ses mécanismes de défense ne sont pas suffisamment protecteurs pour qu'il soit confronté sans dommage à la sexualité adulte. De plus, ce premier traumatisme est suivi d'un autre, lié à la violence de ses parents le jour où il les regarde faire l'amour. Cet événement a accru la difficulté pour Charles de poursuivre une évolution psychosexuelle normale, c'est-à-dire qui situe la vie sexuelle comme un des éléments de la vie affective, dans la relation aux autres.

Dans son cas, la répétition de ses références au cinéma permet de faire aussi l'hypothèse qu'il prend davantage de plaisir en « voyant » qu'en « vivant ». Cela est à rapprocher de l'absence d'intérêt pour la sexualité située dans la relation complète à l'autre, son clivage entre la sexualité d'un côté et la vie affective de l'autre.

L'identité flottante : une absence de limites

Certains d'entre nous font la grimace dès lors qu'une contrainte pointe le bout de son nez. Se lever chaque matin à la même heure pour aller travailler, payer ses impôts et même faire le ménage sont une réelle source de frustration que nous accueillons parfois en ronchonnant. Ce lot de contraintes est pourtant nécessaire au bon fonctionnement de notre vie et de la société en général, nous dit-on. Ah bon ? Mais pourquoi au juste ?

Une des caractéristiques des personnalités limites est que leur construction s'est faite dans l'absence de la notion de cadre, de frontières, donc de contraintes. Pour mieux comprendre en quoi cela induit une sensation d'identité flottante chez elles, il faut faire appel à la notion de « moi-peau » et d'« enveloppe psychique ».

Le « moi-peau »

Didier Anzieu a formulé le concept du « moi-peau » et l'a appliqué à ce qu'il dénomme les « enveloppes psychiques ». Lors de son développement, le nourrisson a besoin d'un contenant physique qui fait écho à son contenant psychique – son enveloppe. « Toute activité psychique s'étaie sur une fonction biologique », ici la peau.

Lorsque l'enfant touche sa propre peau, puis celle de sa mère, il se rend compte des différences qui existent entre eux et prend conscience des limites des objets. Cette acquisition est renforcée ensuite par l'interdit du toucher, sans lequel l'enfant en reste à une communication sensorielle et ne constitue pas de pensée. Par exemple, vous pouvez signifier à votre enfant qu'il peut mâchouiller son doudou mais pas votre téléphone ou la télécommande de la télévision !

Transposé au plan psychique, l'interdit du toucher induit la séparation nécessaire qu'a opérée la naissance au plan biologique. L'enfant ne peut plus retourner dans le psychisme de sa mère, pas plus que dans son ventre. Cela lui est signifié par la distance physique entre sa mère et lui, qui s'oppose à la pulsion d'emprise naturelle. Le message que reçoit alors l'enfant est : « On ne peut pas toucher à tout, s'emparer de tout, ni être le maître de tous. »

Pour Anzieu, la structure du « moi-peau » est à double face, comme la structure de la peau physique : une face est tournée vers l'intérieur et une vers l'extérieur. Chez les personnalités limites, les deux faces de la peau sont torsadées, impliquant une confusion entre l'intérieur et l'extérieur. En effet, lors de leur construction psychique, les personnalités limites n'ont pas pu faire l'expérience de l'interdit du toucher. Ils en sont restés à l'idée que « rien ne commence et rien ne finit ». Ce manque de limites a ainsi entraîné une confusion entre la sensation et la pensée.

L'absence de limites corporelles fait écho à l'absence de limites psychiques et les personnalités limites, plutôt que de choisir entre « être » ou « ne pas être », demeurent dans l'indécision, dans le « ni oui ni non ».

Un autre apport des travaux d'Anzieu concerne le point de vue « dynamique ». Il remarque que la propulsion, qui est une des caractéristiques de la pulsion, est très faible chez les personnalités limites. On constate en effet leur grande difficulté à trouver en elles-mêmes assez d'énergie pour s'affirmer, créer, agir. Il faudrait donc faire l'hypothèse que les enveloppes psychiques de ces personnes sont encore béantes, ce qui donnerait lieu à des fuites permanentes d'énergie. L'autre privilégié, l'objet de dépendance, devient donc indispensable puisqu'il a pour fonction de fermer ces ouvertures et d'apporter de l'énergie.

Les causes de la construction psychique limite que nous venons d'examiner ont davantage montré le lien avec la relation à la mère, et le fruit des interactions entre les instances internes au psychisme de l'enfant, que ce qui est dû aux repères externes que donnent le père, le couple des éducateurs − et pas seulement la mère −, le milieu familial et le milieu social. Il convient pourtant de faire l'hypothèse que la place du père n'est pas absente dans les troubles psychiques des personnalités limites.

La place du père

Dans la construction psychique de l'enfant, le père est le « tiers séparateur » entre le psychisme de la mère et le psychisme de l'enfant, initialement confondus. Il aura des difficultés à remplir cette fonction – qui représente bien plus qu'être géniteur biologique – si l'idée que le père a un rôle à jouer n'est pas présent dans le psychisme de la mère. C'est cela que Lacan appelle « la forclusion du nom du père ».

> Sylvie a décidé d'élever son enfant seule, comme sa mère l'avait fait avant elle. Lorsque son fils naît, Sylvie est aux anges. Elle concentre toute son attention sur « son petit amour » et dit « avoir des difficultés à lui dire non ». Ainsi, elle dort chaque nuit avec son fils, qui refuse de rester seul dans son lit d'enfant. Sylvie cède à tous les caprices de son fils, souhaitant lui donner « tout ce qu'il veut ».

Le père fait partie des repères à partir desquels un enfant se construit. S'il est absent du psychisme de la mère et de l'enfant, cela fragilise sa notion de la limite. Dans le cas de Sylvie, le père n'existe pas plus dans son psychisme – elle n'en a pas eu elle-même – que dans sa réalité de mère célibataire. En cédant aux caprices de son fils, elle lui renvoie l'idée que « tout est possible dès lors qu'il le désire ».

La description des troubles de l'identité doit prendre en considération la façon dont le père se présente en tant qu'homme et en tant que père, dans le couple et dans la relation avec l'enfant, ce que l'enfant intériorise autant dans son estime de lui primaire – contacts physiques et sensoriels avec le père – que secondaire – construction de l'image de soi et des limites – avec ce qui est apprécié ou dévalorisé familialement et socialement.

À sexuation faible, sexualité confuse

Traditionnellement, une petite fille devient femme, puis épouse et mère, jouant ainsi le rôle que la nature lui a attribué. Il en va de même pour le petit garçon qui devient homme, époux, père et qui subvient aux besoins de sa famille. Cependant, notre société a vu récemment les rôles se diversifier. On peut être femme sans se marier ni avoir d'enfants, un homme peut être « père au foyer » tandis que sa femme subvient aux besoins familiaux, etc. Cette liberté de choix dans les rôles à jouer, si elle est agréable pour certains, peut laisser perplexe et en proie à une certaine confusion… Pourquoi donc ?

La relation de la personnalité limite infantile – son rapport à la mère – est moins fusionnelle que dans d'autres troubles. La distinction entre ce qui est paternel et maternel n'est pas claire ou divisée : l'un est « tout bon » et l'autre « tout mauvais ». La différence sexuelle des parents n'est pas inscrite dans le psychisme de l'enfant, puisqu'il a une notion de frontière et de cadre relativement floue. Elle est donc perçue à travers les différents rôles que ceux-ci jouent.

Nous avons vu que, pour bien fonctionner, la personnalité limite a besoin d'être en relation avec un « autre » dont il dépend fortement et qui dépend de lui. La personnalité limite est ainsi en relation avec ses deux parents, même si elle n'a pas construit la troisième étape de son psychisme – capacité à nouer plusieurs relations. Elle va donc chercher à contrôler le « paternel » et le « maternel », de façon à se sentir complète et en sécurité.

Laure, 32 ans, s'est mise en ménage avec un homme depuis un an. Elle explique avoir choisi son partenaire pour sa sensibilité et sa virilité. « Je n'ai jamais supporté les "machos". Mon ami ressemble à un homme, mais il est aussi passionné par la photographie, la peinture et cherche à vivre de son art. D'ailleurs pour le moment il ne travaille pas. Je l'entretiens financièrement. »

Lorsqu'elle aborde leur sexualité, Laure dit que celle-ci est « épisodique ». « Il arrive que mon ami et moi ne fassions pas l'amour pendant plusieurs semaines, sans que cela nous dérange vraiment. Nous nous entendons bien, nous sommes tendres l'un envers l'autre... Faire l'amour n'est pas essentiel pour nous. »

Laure avoue tout de même se sentir de moins en moins à l'aise dans cette situation. « Le fait que mon ami soit sans ressources commence à me peser. C'est moi qui prends les décisions au sein de notre couple... J'aimerais que la tendance s'inverse. Par ailleurs, notre sexualité me pose question. Je me demande si je suis "assez femme", pour mon compagnon. Parfois, il me dit gentiment que je porte des dessous de "petite fille" et que je m'habille "comme une étudiante". »

À la réflexion, Laure ajoute que c'est souvent son ami qui décide des moments où ils font l'amour. Parfois elle en a envie mais n'ose pas l'exprimer à son ami, par peur de le déranger. Dans ces moments-là, Laure se sent gagnée par la tristesse et la colère. Elle se sent incapable de parler et préfère rapidement « passer à autre chose ».

Laure se sent insécurisée par le fait que son ami ne travaille pas, même si ses propres sources de revenus sont régulières. Cependant, paradoxalement, la place que cette situation lui confère – elle prend les décisions importantes et s'assure de l'attachement de son compagnon – la rassure. Laure vit en ménage avec son compagnon, qui lui apporte de l'équilibre, tout en contrôlant sa vie et celle de son ami, d'une certaine façon.

Les critères à partir desquels Laure a choisi son ami révèlent également qu'elle se sent plus à l'aise face à la réunion du masculin et du féminin. Un homme trop viril et trop affirmé lui ferait peur. Elle-même n'affirme pas particulièrement sa féminité, en portant des vêtements de « jeune fille » et en n'osant pas exprimer son désir.

Le paradoxe dans lequel se trouve Laure – elle se sent « bien comme ça » mais elle en « souffre quand même » – nous indique la confusion dans laquelle elle se trouve. Elle aimerait que les rôles de chacun soient plus marqués mais ne sait pas exactement comment procéder.

Si l'on reprend le clivage appliqué aux figures parentales, on constate que si l'un des parents est « le bon objet », l'autre est « le mauvais ». Bien qu'il soit fortement idéalisé, le bon parent est inefficace face au mauvais et les relations sont envahies de destructivité. Pourtant le mauvais parent ne peut être lâché, sous peine que la personnalité limite « tombe dans le vide ».

> Enfant, Laure a été élevée par son père et sa mère. Elle se souvient de grands conflits entre eux, au sujet du manque d'argent dans leur couple. « Ma mère cumulait deux emplois pour subvenir aux besoins de toute la famille. Quant à mon père, il ne travaillait que de façon irrégulière. J'ai toujours senti que ma mère était malheureuse à ses côtés. Je crois qu'elle aurait aimé vivre auprès d'un homme qui assume son rôle de "chef de famille". Ceci dit, elle ne s'est jamais plainte explicitement de cette situation. Ils ont fini par se séparer lorsque j'étais adolescente. Je me souviens en avoir voulu à mon père de s'être si peu investi. »

Adulte, Laure se retrouve aujourd'hui dans une situation analogue à celle de sa mère. Enfant, elle a vu celle-ci comme le « bon parent » et son père comme le « mauvais parent ». Laure a également assisté à l'échec sentimental de sa mère. « Malgré tous ses efforts », la relation de la mère avec le père, déséquilibrée aux yeux de Laure, s'est soldée par un divorce. Ce souvenir accentue le paradoxe dans lequel elle se trouve aujourd'hui.

La sexuation des personnalités limites n'est que faiblement inscrite psychiquement et leurs comportements ne sont pas marqués clairement par la différence sexuelle, si bien que dans la façon dont elles contrôlent leur objet d'amour, de dépendance, on constate davantage de colère et d'impuissance que de domination sexuelle. C'est le cas de Laure, par exemple, qui ne s'affirme pas comme femme adulte et amante face à son compagnon malgré la souffrance et la colère que cela peut déclencher en elle. Notons par ailleurs que la colère ressentie est retournée directement contre elle-même, provoquant le sentiment d'impuissance.

Ajoutons que les personnalités limites, au cours de leur construction psychique, souvent n'ont pas fait le deuil de leur bisexualité – qui est à l'origine du psychisme humain. Cette absence de « choix », de construction de la sexuation est plus facile à identifier chez certaines personnes, qui ont, au cours de leur vie, des relations amoureuses fortes avec des hommes ou des femmes, indifféremment. Ces personnes disent d'ailleurs que « homme ou femme, peu importe : tout se joue dans la relation ».

Objet d'amour, objet de dépendance

« Je t'aime, je te hais… Va-t'en, reviens ! » La personnalité limite nourrit le besoin de créer une relation privilégiée avec un autre, qui est la plupart du temps une personne réelle, mais qui peut aussi être un groupe, une organisation, un objet ou une entité qui soit vécue comme autre que soi et dont on attend :

- qu'elle nous complète en nous apportant son énergie ;
- qu'elle nous procure bien-être et bonheur.

En effet, elle se sert de cet Autre comme appui pour vivre, pour se sentir forte et se sécuriser. L'autre faisant office de deuxième Moi.

Cette relation exige donc l'exclusivité. La personnalité limite va donc travailler d'une part à séparer son objet de ses autres relations importantes, d'autre part à créer le moyen de conserver cet autre indispensable. Pour cela, il lui faut subtilement contrôler ce que cet autre vit.

Dans certains cas, l'objet privilégié apprécie ce type de relations. Nous assistons alors à la poursuite d'une relation que l'entourage ressent comme passionnelle, même lorsqu'il s'agit d'une relation sans sexualité – ce peut être une forte amitié ou l'entier dévouement à une cause.

Lorsque leur relation est aussi une relation amoureuse et sexuelle, elle rejoint les descriptions des romances fatales des grands mythes : Tristan et Iseult, Roméo et Juliette, Héloïse et Abélard, Bonnie et Clyde.

La passion qu'ils éprouvent l'un pour l'autre prend corps dans un monde où les limites et les interdits n'existent plus. Il n'y a pas moyen de leur faire entendre raison. Ils sont drogués – ils ont bu le « filtre » fatal – l'un de l'autre, mais, en fait, ils ne sont victimes que d'eux-mêmes, de leur organisation psychique.

Par contre, la conquête psychique de l'autre, corporelle, émotionnelle et intellectuelle, lorsqu'elle conduit la personnalité limite à manipuler l'autre pour monopoliser son amour et le contrôler, rapproche l'autre du produit/objet : ses besoins et ses désirs propres d'être humain ne sont plus respectés par celui ou celle qui ne peut s'en passer. Dans ces conditions, l'autre peut « être victime », mais il est aussi victime de lui-même dans la mesure où il n'a pas su mettre limite ou fin à une relation qui veut l'emprisonner.

Martine dit aimer passionnément Jacques, un homme qu'elle a rencontré au moment où il divorçait, deux ans plus tôt. Voulant préserver la stabilité de ses enfants, Jacques a essayé de vivre la relation « en douceur », et a montré de la réticence à s'installer tout de suite avec Martine.

Mais devant l'insistance de celle-ci, ses crises de pleurs et l'expression farouche de son amour, Jacques a cédé. Martine a donc posé ses valises dans la maison de Jacques et a rapidement pris ses marques dans l'univers familial.

Cependant les problèmes persistent : Martine ne supporte pas l'attention que Jacques consacre à ses enfants. Elle se surprend à être jalouse dans plusieurs situations : lorsque Jacques emmène ses enfants en promenade sans lui proposer de venir, lorsqu'il leur lit une histoire le soir avant qu'ils n'éteignent la lumière, etc.

Jacques n'a pas su poser de limites à Martine. D'une certaine façon, il a ainsi donné plus d'espace à son besoin incontrôlable d'amour. Quant à Martine, elle souffre de ses comportements excessifs et jaloux. Elle voudrait aimer les enfants de Jacques, mais n'y parvient pas.

La plupart du temps, la relation avec une personne qui a une organisation psychique limite est loin d'être de tout repos. Même lorsque la relation n'est pas marquée par la présence du clivage du Moi – « bon », « mauvais » –, la relation est le plus souvent chaotique au plan des sentiments vécus, exprimés ou non.

Conscient des difficultés et du déséquilibre de leur relation, Jacques entame une discussion sérieuse avec Martine, au cours de laquelle il évoque le raisonnable « installons-nous chacun chez soi ». À l'évocation de

> cette idée, Martine explose. Elle pleure sans pouvoir s'arrêter et se sent trahie. Jacques ne l'aime plus, il la rejette, il préfère ses enfants à elle, malgré tout l'amour qu'elle lui prodigue. Désespérée, Martine menace de se tuer si Jacques ne change pas de position.

Au moment où l'objet privilégié cherche à mettre la distance ou à terminer la relation, comme dans le cas de Jacques avec Martine, la personnalité limite, si elle ne se protège pas en rejetant totalement celui/celle qui « l'abandonne », cherchera à garder par tous les moyens la personne qui lui permet de mieux vivre, y compris avec la menace de se supprimer si l'autre ne veut plus la voir.

En effet, dans les situations de stress, la personnalité limite se sent persécutée par ce qui a provoqué l'abandon – personne ou situation –, alors qu'il n'en est rien la plupart du temps. C'est ce que nous avons tendance à qualifier de « parano » dans un sens plus flou, mais qui n'est pas sans relation avec celui que la psychiatrie donne au concept de « paranoïde », c'est-à-dire moins intense que « paranoïaque ».

Dans les moments de stress les plus forts, la dissociation, une rupture de l'unité psychique avec un affaiblissement des processus tels que la mémoire, la perception de l'environnement, la conscience et le sentiment de l'identité, peut se mettre en place. Les symptômes en sont la perte de la notion du temps et de l'espace, ainsi que celle de la conscience de soi. Ces mécanismes sont identiques aux divisions qui se produisent lorsque le sujet ressent une terreur trop forte.

La dépendance à l'autre est vécue de manière honteuse, comme une faiblesse. Elle est source d'agressivité et la relation à cet autre est donc fortement ambivalente, avec la présence alternative d'une libido passionnée et d'une destruction haineuse. Pour obtenir la relation d'« amour » dont elle a besoin, la personnalité limite peut se montrer extrêmement séduisante. Pour lutter contre la dépression qui la menace, elle est dans un hyperactivisme. Elle résiste mal aux frustrations et se présente comme une écorchée vive. Son narcissisme est fragile et elle se montre extrêmement sensible à la compréhension, au respect, à l'affection. Le sentiment de ne pouvoir accéder aux satisfactions « adultes » augmente son sentiment d'humiliation, ce qui fragilise davantage encore son narcissisme.

Green note la facilité avec laquelle, dans certaines conditions, les personnalités limites régressent dans une relation fusionnelle par laquelle elles tentent de retrouver le « bon objet » initial.

Les autres relations sont faibles, instables. La personnalité limite vit un fort sentiment de solitude, de manque d'intérêt pour les autres et la vie en général.

Le spectre
de l'abandon

Vos relations sociales, professionnelles et amoureuses sont au beau fixe et quiconque dirait, de l'extérieur, que vous êtes « comblé ». Pourtant, vous ne pouvez vous empêcher d'imaginer que cela est trop beau pour être vrai et qu'une pierre va bientôt disparaître, fragilisant votre bel édifice. D'où vous vient cette étrange sensation ?

L'angoisse dominante permanente, consciente ou inconsciente, est celle de la perte d'objet d'amour ou de dépendance, de la béquille qui permet à la personnalité limite de « survivre ».

Dans un premier temps, le psychisme de l'enfant est identique à celui de la mère, puis à celui de la mère et du père. Par la suite, l'enfant prend conscience du fait qu'il est physiquement une autre personne, puis qu'il peut avoir des besoins, des désirs, des pensées qui sont différents de ceux de ses parents. Il s'aperçoit qu'il peut leur dire non et qu'il peut refuser de leur montrer ce qui se passe dans son monde intérieur propre.

La personnalité limite, elle, reste bloquée dans une confusion du psychisme de la mère et du père. De ce fait, elle a besoin d'un autre privilégié dont elle dépend fortement, un « père-mère » (voir le chapitre 7, pages 93-97) qui la rassure et lui donne l'immense affection qu'elle demande et dont elle a besoin. Cet Autre fixe des limites à sa toute-puissance ; il est vécu comme un censeur auxiliaire. Ceci explique que l'angoisse dominante des personnalités limites est l'angoisse de perte de cet autre sans lequel elles sont envahies par la dépression.

Malgré les bonnes relations que peut avoir la personnalité limite avec les autres, surtout si elles sont très bonnes, et particulièrement dans le cadre de relations amoureuses, on voit apparaître des doutes de sa part sur l'avenir de la relation : *« Je sais bien que tu vas me laisser ; tout ceux que j'aime un jour ou l'autre me laissent tomber ; je ne sais pas ce que je fais de mal, mais cela se termine toujours ainsi ! »* L'angoisse d'abandon est ici à l'œuvre.

Prise entre le besoin de l'Autre et le besoin d'autonomie vis-à-vis de lui, la personnalité limite maintient une distance. Cela induit parfois des comportements contradictoires.

Noémie vit dans la certitude que ceux qu'elle aime finiront par la laisser, soit volontairement, soit parce que la mort ou la maladie et d'autres cas « de force majeure » les éloigneront d'elle. Cela n'est pas étonnant car elle se pense peu séduisante et peu intéressante. Elle est aux aguets des signes avant-coureurs de l'abandon et surveille les gestes, les paroles, les sentiments de ses proches pour faire toujours ce qu'il faut pour rester aimée. Il lui est aussi arrivé d'arrêter des relations pour ne pas souffrir, un jour, d'un abandon qui ne manquerait pas d'arriver !

Ainsi, la peur de l'abandon conduit Noémie à s'effacer au service des désirs de l'autre, ou à abandonner pour ne pas être abandonnée. Ce type de comportement peut également mener, dans certains cas, à l'hypercontrôle de l'autre.

Fabien est un jeune homme dynamique. Autodidacte et volontaire, il a fondé sa propre société et travaille d'arrache-pied pour se construire un avenir confortable. En couple depuis trois ans, il décide alors de faire travailler sa femme avec lui et lui crée un poste de comptable.

C'est à la même époque qu'un fort désir d'enfant le gagne. Face aux réserves de sa compagne, Fabien insiste et passe beaucoup de temps à lui décrire la vie idéale de leur future petite famille. Celle-ci ne cède pas, arguant qu'ils ne sont pas assez stables pour élever un enfant.

Trois ans plus tard, Fabien se dit « très malheureux d'une telle situation ». « Ma copine ne veut toujours pas d'enfant et j'en souffre terriblement. Parfois, je me surprends même à lui faire du chantage. Je lui ai déjà dit que son refus pourrait bien lui coûter son poste dans la société. Elle s'est mise en colère... De façon justifiée ! La société est encore fragile... Ma copine a toujours mieux su que moi ce qui était bon pour nous deux. C'est elle le "cerveau" du couple. Malgré tout, je ne peux m'empêcher de piquer des crises de temps en temps, face à son refus de maternité. »

Fabien contrôle sa femme dans la mesure où il l'emploie dans la société qu'il a créée. Cependant, devant son impuissance à maîtri–

ser également le désir d'enfant de sa femme, Fabien « pique des crises » et lui fait du chantage. Paradoxalement, il a conscience de son manque de précautions et place sa compagne dans le rôle de censeur : elle réfléchit à sa place.

Êtes-vous bien une personnalité limite ?

Comme nous venons de le voir, la diversité des causes à l'origine des troubles de la personnalité limite explique la diversité des symptômes. Comment vous reconnaître alors ? Comment affirmer que vous faites bien partie des personnalités limites ? Voici un récapitulatif de signes qui peuvent exister indépendamment les uns des autres et qui ne trompent pas...

- Vous êtes sur la défensive, vous jugeant parfaitement normal. Vous êtes très adapté au plan professionnel, très actif, et souvent hypermoral. Ce sont toujours les autres qui sont responsables de vos difficultés et votre entourage vous a déjà renvoyé qu'il vous sentait « faux », qu'il avait du mal à cerner votre personnalité.

- Vous vivez en phase avec la réalité et votre entourage vous perçoit comme quelqu'un de « normal ». Pourtant, sur un plan affectif, vous souffrez de vos relations. Vous êtes souvent angoissé. Vous vous sentez persécuté et imaginez régulièrement que les gens sont « contre vous ». Vous dites parfois être « parano ».

- Selon vous, l'autre n'a pas le droit d'avoir ses besoins, ses désirs, ses sentiments, son autonomie. Vous passez avant tout ! Il vous arrive ainsi de manipuler l'autre et de le contrôler en attaquant son amour-propre.

- Vos partenaires sexuels disent de vous que vous êtes « pervers ». Vous n'avez aucune limite dans vos jeux sexuels ; le sexe de l'autre et son désir ne comptent pas, car l'important pour vous est avant tout d'assouvir vos pulsions.

En recoupant ces « portraits », vos expériences et souvenirs d'enfant ainsi que les exemples précédemment cités, vous pourrez faire l'hypothèse que vous êtes, oui ou non, une personnalité limite.

Partie III

Quand faut-il s'inquiéter ?

La personnalité limite est une organisation psychique « normale », non « malade » en soi. Ceci dit, elle peut évoluer et devenir pathologique à un certain degré. Repérer ses addictions est encore le meilleur moyen de déceler en nous les troubles de notre organisation psychique. Elles sont le signe évident car, nous l'avons vu, les personnalités limites sont forcément dépendantes d'une entité en particulier, qui comble leur sensation de vide.

Toutefois, être dépendant ne signifie pas obligatoirement être borderline. Fumer ou boire un verre avec nos amis n'est pas systématiquement le signe que « quelque chose ne tourne pas rond chez nous ». En revanche, une dépendance marquée, régulière et excessive peut nous alerter. En effet, « addiction » signifie étymologiquement esclavage ou contrainte judiciaire en cas d'endettement.

Sommes-nous si « accros » que cela ? Quand devons-nous nous inquiéter ? Observons de plus près les addictions existantes, pour savoir si elles relèvent d'une simple recherche de plaisir ou d'une véritable perte de contrôle…

« Lorsque j'en ai pris,
je suis un autre homme »

La consommation de drogues n'est pas une spécificité de la personnalité limite. Il peut y avoir une prise de drogue liée à la psychose, ou comme simple forme de rejet agressif au moment de l'adolescence. Mais l'addiction aux drogues apparaît le plus souvent comme une façon de lutter contre l'angoisse et les sensations psychocorporelles de morcellement, de vide, d'abandon, caractéristiques des personnalités limites.

Claudine est divorcée et a obtenu du jugement de divorce la garde de ses deux enfants. Elle a un emploi régulier.

Après le divorce elle a eu plusieurs aventures et, au bout de quelques années, une relation stable avec un homme qui n'a jamais été marié et qui, vivant avec elle, s'occupe de manière positive de ses deux enfants.

Son mari et elle ont divorcé, dit Claudine, parce qu'après deux années pendant lesquelles elle s'était sentie heureuse, elle a recommencé à se sentir déprimée, comme elle l'était adolescente. La relation avec son mari est devenue distante. À un moment donné, elle l'a trouvé négatif, et même dangereux pour elle lorsqu'elle a découvert, deux ans plus tard, qu'il avait une relation extraconjugale. Elle a demandé et obtenu le divorce.

À l'époque de son adolescence, ses copains de lycée lui avaient procuré du shit. Pendant deux ans elle en avait consommé de manière régulière mais sans que ses parents s'en aperçoivent et que cela compromette ses résultats scolaires.

Lorsque deux ans après son mariage elle avait recommencé à se sentir déprimée, bien que son mari ait eu un comportement normalement aimant jusque-là et malgré la présence de ses deux enfants, elle s'est à nouveau procuré du shit et de la marijuana, qu'elle fumait en cachette de son mari. Au lieu d'être une joie, la présence de ses deux enfants est devenue une contrainte pénible.

Au moment du divorce elle a demandé et obtenu la garde des deux enfants avec l'espoir secret que cela l'obligerait à avoir « la force de vivre ». Malgré cela, elle a recommencé à prendre des drogues « légères » et, quand elle ne parvenait pas à en trouver, à consommer de l'alcool.

Comme « rien n'y faisait, surtout par rapport à l'anxiété qu'elle ressentait plus fortement à la pensée de perdre la garde de ses deux enfants si leur père apprenait qu'elle se droguait », elle a recherché des drogues plus fortes.

Le cas de Claudine nous montre des éléments constitutifs de la personnalité limite.

Tout d'abord, la présence d'une dépression compensée par la prise de drogue dès l'adolescence. La drogue joue pour Claudine le rôle de l'objet d'amour, de la béquille, qui lui permet d'avoir une scolarité « normale ». Son mari remplit ce rôle pendant deux ans. Lorsqu'elle découvre la « trahison » de ce dernier, cela provoque chez Claudine le mécanisme de défense du clivage : de bon objet qu'il était pour elle, il bascule dans la place du mauvais objet, dangereux et qu'il faut mettre à distance. La drogue redevient alors le seul objet d'amour qui lui fasse du bien – plus fortement que la relation avec ses enfants. Mais le bien-être que procure cette béquille doit être toujours plus fort… Donc les drogues qui le donnent aussi.

L'utilisation du produit permet au sujet de faire un déplacement de la cause et de la responsabilité : « *Si je suis angoissé, si je ressens l'impossibilité d'être cohérent, si je ne parviens pas à me mettre au travail, si je me sens déprimé, c'est à cause de la drogue. Si j'arrête d'en prendre, alors j'irai mieux.* » Ainsi, la drogue évite à la personne qui en consomme de se confronter à elle-même, de reconnaître son mal-être et son besoin de recevoir une aide extérieure, médecin ou psychothérapeute.

On observe souvent chez les personnes qui consomment des drogues, un mélange d'angoisse et de culpabilité, ces deux sentiments étant destructeurs de l'estime de soi.

Chez l'adolescent, l'utilisation de la drogue peut être temporaire ; elle cesse lorsqu'il parvient à s'insérer professionnellement et socialement, lorsqu'il a acquis une indépendance matérielle et psychologique, ce qui le rassure sur ses capacités. Lorsque la toxicomanie est en relation avec une organisation limite de la personnalité plus établie que ce qu'elle est au « passage de l'adolescence », on retrouve alors les caractéristiques suivantes :

- dépression et angoisse de la dépression ;
- manque de contrôle des pulsions et des émotions – justifié lui aussi comme un effet de la prise de drogue ;
- difficulté d'élaboration de la pensée ;
- flou dans la perception de sa propre identité – fonctionnement de transgression plus ou moins grave, coexistant avec une dépendance infantile aux règles, aux lois, aux interdits, dans une recherche permanente de la limite.

Prendre de la drogue, c'est aussi mettre à l'intérieur de son corps ce qui nous manque : manque d'énergie, manque de volonté, manque de sentiment de force et de sécurité. La drogue a cet effet « magique » : « *Lorsque j'en ai pris, je me sens un autre homme !* » Le produit joue alors le rôle psychique du « bon objet », du « bon sein », du « bon lait ». Mais parce qu'un produit chimique ne remplace pas l'introjection psychique du bon objet (voir chapitres 4 et 5, partie II, pages 75-88), cette incorporation est sans fin, avec le risque que des doses toujours plus fortes soient nécessaires pour produire l'effet attendu.

Ingérer le produit devient le geste symbolique de l'apaisement de l'anxiété.

La sensation corporelle de l'injection ou du produit peut, elle aussi, avoir le même effet, ce qui permet à certains d'obtenir un apaisement en utilisant un produit moins destructeur. Paradoxalement, l'effet d'apaisement peut être aussi obtenu par le renversement du sens physique ; l'écoulement remplace l'absorption : écoulement des urines, des matières fécales, du sang obtenu par scarifications.

Cependant la drogue, par son effet désorganisateur du fonctionnement psychique habituel, peut aussi jouer le rôle du second traumatisme désorganisateur dont nous avons vu l'importance dans la fragilité de la personnalité limite et provoquer le basculement vers une autre organisation psychique. Un certain nombre d'adolescents ou d'adultes ont été tellement effrayés par ce qu'ils ont ressenti à leur première prise, angoisse et terreur comme celles que vivent les psychotiques, qu'ils ont décidé de « ne plus jamais recommencer » et de trouver en eux-mêmes les ressources psychologiques pour affronter et résoudre leurs difficultés. Voilà une forme étonnante de la résilience !

Lorsqu'une personne trouve sa « béquille » dans la consommation de drogues, elle perd la notion de la relation humanisée. Les autres personnes sont réduites à de simples instruments qui doivent lui servir à maintenir la relation avec le produit. Lorsque l'état de manque survient, même les personnes les plus proches ne sont plus considérées comme des êtres humains ; ceux qui veulent les aider psychologiquement ne sont pas différents de ceux qui leur veulent du mal s'ils ne leur fournissent pas le produit dont ils ont besoin. *« Il tuerait père et mère pour avoir l'argent nécessaire pour se procurer de la drogue. »* Toute l'intelligence, toute la volonté est mise dans l'obtention du produit. Pour cela, le drogué vole, ment, trompe tout le monde, qu'il s'agisse du médecin ou du psychothérapeute à qui il est venu demander de l'aide, ou des personnes qui l'aiment et que sa déchéance désespère.

L'autre qui n'existe plus que comme « outil » n'est pas totalement exclu. La personne qui prend de la drogue le remplace par le lien de la dette. Il doit toujours de l'argent à quelqu'un qui « s'intéresse » à lui tant que la dette existe et il ne paie que lorsque le dealer le persuade qu'il va couper ce lien… De façon plus ou moins violente. Mais la violence peut être moins efficace que l'angoisse de la coupure du lien.

Si le manque crée le désir dans l'ordre des pulsions de vie, le toxicomane a basculé d'une sensation de vivre créée grâce au produit à celle due au jeu sur la limite « vivre ou mourir ». Cela permet de différencier les paliers de dépendance. L'évolution du toxicomane est fonction du degré de liberté qu'il a par rapport au produit : passer d'un usage ludique sans dépendance à un usage plus lourd – l'abus –, puis à la dépendance. Alors le consommateur ne se sent normal que s'il a pris le produit. Le palier est lié au degré auquel commence la sensation de manque et, à chaque palier, il y a un degré de non-retour. Le cas de Claudine montre le passage du stade 2 au stade 3.

Certains consommateurs réguliers, apaisés par le produit de substitution – méthadone –, parviennent à fonctionner normalement et leur réinsertion sociale leur permet de restaurer progressivement leur estime d'eux-mêmes, leur capacité à substituer des sensations et des raisons de vivre non destructrices à leur recherche de sensations corporelles destructrices. D'autres ne parviennent pas à quitter la sensation de vivre fixés sur le manque ; ils jouent sur les doses, mélangent produit de substitution et autres drogues pour recréer le manque.

La personne qui prend de la drogue oscille entre deux états : une sensation de vide ou une sensation de plein – comme le nourrisson repu. Il fonctionne donc sur le principe du « tout ou rien », le rien étant le manque de drogue, tellement insupportable qu'il fonctionne en fait dans le principe du « tout, tout de suite ». Et le manque est aussi recherché parce qu'il est vécu comme une préparation sensorielle d'intensité croissante préalable à l'acmé du tout. Paradoxalement, comme le toxicomane vit le tout dans un état de léthargie, d'immobilité des sens et de l'intelligence, il réalise à sa façon ce que Freud décrit comme l'effet des pulsions de mort : un nirvana mortifère.

« Je me sens plus fort quand j'ai bu »

À la différence des drogues dont la vente et la consommation sont illicites, l'alcool est un produit dont la consommation est culturellement acceptée et légalement permise. Il n'y a donc pas chez les alcooliques légers, ce que l'on appelle aussi « l'alcoolisme mondain », l'attraction/répulsion de la transgression d'un interdit.

Jacqueline est une femme de 62 ans d'allure bourgeoise. Elle semble sûre d'elle-même, élégante, use d'un phrasé clair et, par moments, émaillé de remarques cinglantes. Lorsque Jacqueline est née, ses parents venaient de perdre leur fils aîné âgé de 14 ans d'une péritonite. Sa mère était profondément désespérée et son père, impuissant face à ce désespoir, était de moins en moins présent dans sa famille, prétextant que sa vie professionnelle de visiteur en produits pharmaceutiques l'appelait sur les routes pendant la semaine.

Jacqueline a eu une sœur aînée qui avait 10 ans au moment de sa naissance et de la mort du premier-né. La santé de sa mère est devenue de plus en plus mauvaise : un asthme s'est installé et l'a obligée à cesser toute activité professionnelle. « Pendant mon enfance, ma mère passait le plus clair de son temps au lit. » La sœur aînée a joué autant qu'elle a pu le rôle de seconde maman et Jacqueline ressentait pour elle « un immense amour ».

Après le décès de sa mère, lorsqu'elle avait 18 ans, Jacqueline et sa sœur, célibataires, ont vécu deux années ensemble. Puis la sœur de Jacqueline s'est mariée. « Alors je me suis sentie de trop, et je suis partie. »

Jacqueline monte alors à Paris et, après divers emplois, trouve une situation professionnelle dans une grande administration. Elle travaille dur, monte en grade, et après quelques années prend la direction d'une branche importante. Elle a un haut salaire, emprunte pour acheter un appartement dans un beau quartier. Ses horaires professionnels sont très lourds et fatigants. « Je passais le week-end à faire les courses et à récupérer. » Elle a quelques amies. Ses relations avec les hommes sont passionnelles mais de brève durée, ce qu'elle attribue à la difficulté de mener en même temps une vie professionnelle intense et une vie de couple.

Bien que n'ayant eu une relation amoureuse que de quelques mois avec un certain M., un homme marié, elle continue après la rupture à le vivre comme son « grand amour ».

Lorsque arrive l'âge de la retraite, sa vie est soudainement vide. Elle s'occupe en allant bridger avec ses amies. En jouant au bridge, on boit du whisky. Et elle en boit de plus en plus, surtout lorsqu'elle se retrouve le soir seule chez elle. Elle se sent alors en danger.

Le cas de Jacqueline nous montre certains des éléments présents dans la construction de la personnalité limite : les carences primitives dans l'enfance, la sœur qui joue le rôle d'objet d'amour mais qui « l'abandonne », l'homme qui après l'abandon par le père reste le « mauvais objet » malgré quelques tentatives pour lui faire jouer le rôle de « bon objet », l'addiction au travail remplacée par l'addiction à l'alcool lorsque la retraite la prive du travail.

Le rôle désinhibiteur de l'alcool peut révéler alors les caractéristiques de la personnalité limite, que celle-ci « maîtrise » lorsqu'elle est sobre :

- colère incontrôlée et sans raison apparente – elle a l'alcool mauvais – ;
- expressions exagérées de sentiments amoureux ou tendres – elle a l'alcool sentimental – ;
- susceptibilité, dévalorisation de soi, jugement péjoratif sur soi ou sur l'autre non exprimé dans l'état normal, diminution de la capacité de raisonnement, de compréhension, dépression – elle a l'alcool triste.

Mais le complément d'énergie et de puissance que la personne a l'impression d'obtenir grâce à l'absorption d'alcool peut la rendre plus présente, attentive, réactive dans la relation aux autres et dans son adaptation à son environnement. « *Je conduis mieux, je fais mieux l'amour, etc. Quand j'ai un peu bu !* » Jusqu'à un certain seuil, l'alcool a un rôle désinhibiteur, ressenti positivement par les personnalités trop introverties, tant que le seuil de désorganisation n'est pas atteint.

C'est cet effet agréable que l'on cherche aussi à obtenir par l'absorption du café et du chocolat avec leur effet stimulant sur l'organisme.

Comme pour la drogue, l'absorption d'alcool peut être en relation avec une psychose pour laquelle il joue de façon chronique un rôle d'apaisement. Mais les troubles du comportement rencontrés au cours des ivresses ponctuelles – la « cuite » – ou des ivresses régulières recoupent les caractéristiques de la personnalité limite : crise caractérielle, instabilité émotionnelle, effondrement dépressif, conduites perverses – sexualité centrée sur un plaisir égoïste et parfois dangereux, viol, mise en danger de la sécurité ou de la vie d'autrui, manipulations affectives destructrices, etc.

Damien est un jeune homme célibataire, d'une trentaine d'année, qui se dit « équilibré et solide ». En dehors de son travail dans lequel il excelle et auquel il consacre beaucoup de temps, Damien déclare que « sortir dans des bars pour faire la fête » est son « activité préférée ». Cependant, après un certain nombre de verres absorbés, il se met à faire « n'importe quoi ».

« L'autre fois », dit-il, « je me suis disputé avec ma copine du moment. Elle m'énervait tellement que je l'ai attrapée par le cou et serrée très fort. Heureusement, un de mes amis est intervenu et nous a séparés. J'ai dû aller marcher une bonne demi-heure dehors avant de pouvoir me calmer. Parfois je me sens fatigué et honteux de mes excès. Alors je passe quelques jours tranquille chez moi... Pour mieux recommencer ! C'est si bon ! »

Nous voyons à travers cet exemple que si Damien semble avoir une vie irréprochable le jour, il est à même d'avoir des comportements dangereux la nuit, après une prise d'alcool qui apparaît comme régulière et nécessaire à son équilibre.

Ajoutons que la coexistence de l'alcoolisme et d'une personnalité limite est reconnue.

« Le sexe est tout pour moi »

La personnalité limite peut aussi adopter et développer des conduites sexuelles additives.

Pourtant nous avons vu que la sexualité des personnalités limites est « normalement » faible, floue quant à l'objet du désir, incertaine sur sa relation à la vie affective et sur le sens et la place qu'elle a dans la relation amoureuse (voir le chapitre 7, partie II, pages 93-97). Certains psychanalystes considèrent que cette sexualité n'est pas « adulte », comme si la personnalité limite était restée bloquée dans une sexualité infantile.

Dans l'addiction à la sexualité ce n'est pas la sexualité « adulte » qui est recherchée, ni sa place dans la relation globale à l'autre, mais l'acte sexuel dans sa dimension physique, qui joue le rôle d'objet de dépendance, de béquille indispensable à l'équilibre psychique de la personne.

Certains d'entre nous multiplient les relations sexuelles dans leur couple légitime et dans des relations extraconjugales, ce qui les conduit parfois à avoir cinq ou six relations sexuelles par jour, sans que cela soit nécessairement accompagné d'autres pratiques sexuelles. Ces rapports sexuels ont lieu sans aucune « implication psychologique », aucun sentiment, et se réduisent au strict acte, sans préliminaires.

Les composantes culturelles de l'image masculine font que cette pathologie est généralement vécue par l'homme comme non culpabilisante (voir le chapitre 5, partie II, pages 85-88).

En revanche, les femmes ont un comportement différent : elles ne disent jamais non aux avances des hommes, qu'elles provoquent plus ou moins de manière indirecte par leurs attitudes. Malgré cela, ces « succès » répétés ne parviennent pas à les rassurer sur leur féminité et leur capacité à séduire les hommes. Au contraire, ils renforcent l'image négative qu'elles ont d'elles-mêmes : « *Je ne suis bonne qu'à ça, une pute, une merde… * » Sans estime de soi, sans force pour s'opposer, ces femmes vivent le fantasme ou la réalité de se prostituer.

Sandrine, une jeune et jolie jeune femme, a été quittée par son compagnon un an plus tôt. Depuis cette rupture douloureuse, elle vit des relations de très courte durée avec des hommes qu'elle rencontre lors de sorties ou de soirées.

« Parfois, je ramène chez moi trois hommes différents dans la semaine. Lorsque je sors, je n'ai pas forcément l'intention de trouver un amant. Mais certains me font de si beaux compliments... Difficile de ne pas craquer ! Pourtant je ne cherche pas à multiplier les aventures... Ce n'est pas de ma faute si aucun ne reste jamais ! »

Sandrine explique qu'elle prend du plaisir à « combler » ses compagnons d'un soir et à « recevoir un peu de tendresse ». Pourtant, elle avoue n'avoir quasiment jamais d'orgasme. À son entourage qui ne voit pas ces conquêtes à répétition d'un bon œil et lui demande ce qu'elle « cherche en faisant ça », Sandrine ne sait que répondre. Relation longue ? Elle ne se sent pas prête. Elle veut garder son indépendance tout en « s'amusant de temps en temps ». Pourtant, lorsque ses amants cessent de lui témoigner de l'intérêt ou se montrent distants, Sandrine se sent triste et se met à « leur courir après », sans vraiment savoir pourquoi.

Depuis le départ de son compagnon, Sandrine recherche l'objet d'amour manquant, la béquille qui lui permet de survivre. Elle a peu d'estime d'elle-même et ne choisit pas ses amants, se jetant dans les bras du premier qui posera sur elle un regard valorisant. Sandrine est malheureuse de cette situation mais ne peut s'empêcher de « succomber à la tentation ». Prise au piège, elle justifie donc son comportement en prétextant « s'amuser » en compagnie de ces hommes.

Pour la prostituée, l'homme proxénète joue le rôle de béquille, de dépendance et les autres hommes ne comptent pas. Comme dans le cas de la prise de drogue, les autres êtres humains deviennent des objets, des « clients ». La coupure entre les sentiments et les actes –

sexuels – contribue au manque de raisonnement, de projet, de désir, et font de la vie quelque chose de morne, sans grand intérêt, dans laquelle la personne se limite à survivre.

« Je joue sans compter »

Derrière l'addiction aux jeux d'argent, de hasard ou plus récemment aux jeux virtuels peut également se cacher une personnalité limite.

Robert jouait au poker des nuits entières, même dans les périodes de l'année où sa vie professionnelle exigeait normalement une forte attention intellectuelle et des raisonnements complexes.

Pourtant, Robert est marié et a une petite fille de cinq ans. Il dit qu'il aime sa femme et sa fille mais que « les cartes, c'est une véritable drogue » pour lui. En période de vacances, il peut jouer plusieurs jours et nuits de suite sans s'arrêter.

Robert ment à son épouse uniquement à propos du jeu. Il dissimule également la vérité à ses collègues de travail et manipule ses adversaires de jeu pour gagner.

Mais, alors qu'il a commencé un travail psychothérapeutique, rien ne change pendant plusieurs mois. Il joue au chat et à la souris avec le thérapeute. Jusqu'au jour où sa femme demande le divorce. Le thérapeute l'invite à se pencher sur ce qu'il ressent. À la suite de cette séance, Robert ne donne plus de nouvelles à son thérapeute pendant deux semaines.

Quand il revient vers lui, il dit être très déprimé de « leur échec thérapeutique ». Il a arrêté de jouer de façon intensive mais n'a plus goût à rien.

Plus de discours intelligent et brillant. Pendant plusieurs mois, Robert partage avec le thérapeute son vécu dépressif. Il l'associe à ce qu'il a ressenti pendant l'adolescence : ennui, bien que ses résultats scolaires aient été très brillants dans les matières scientifiques, en particulier en mathématiques, correspondant à son Q.I. de 150. « Les autres garçons étaient très excités par les filles ; pas moi. Je les trouvais superficielles et m'ennuyais avec elles. Dans le fond, il n'y a que les mathématiques qui m'excitaient... Je n'ai pas choisi mon métier, je fais ce que fait mon père. À 22 ans, j'ai commencé à jouer aux cartes. J'ai appris très vite et me suis mis à gagner très rapidement ; plus rien ne m'arrêtait. »

Lorsque Robert rencontre sa femme, il est fasciné par sa beauté et son intelligence. Pendant quelque temps, il ne pense plus qu'à elle et ne joue presque plus. Mais au bout d'un an, il recommence progressivement. Cela provoque des conflits très forts avec elle et il se « débrouille » pour le lui cacher le plus possible, ainsi que les gains ou les pertes qu'il fait. Lorsque le thérapeute utilise le terme de « désert affectif » malgré ce qu'il dit de son amour pour sa femme et sa fille, Robert reconnaît que la reprise du jeu lui enlève tous ses sentiments envers elles. Avec le jeu, « sa vie retrouve de l'intensité, comme s'il sortait de la réalité et recommençait à vivre comme avant, dans la bulle mathématique ».

Le cas de Robert montre plusieurs éléments caractéristiques de la personnalité limite. Nous y retrouvons le manque d'intérêt pour la vie en dehors de sa passion pour les objets de dépendance qu'il « choisit » : les mathématiques, puis le jeu de cartes, puis brièvement sa femme, puis de nouveau les cartes. Il montre aussi le peu d'intérêt pour la sexualité, vécue comme un constituant fort de la relation d'amour. Il montre enfin la solitude affective profonde au bord de la dépression dans laquelle il a toujours vécu. Enfin le « second traumatisme » – la demande de divorce faite par sa femme – révèle cette dépression que Robert évite en ne changeant rien à sa pratique addictive du jeu pendant plusieurs mois.

Au cours de sa psychothérapie, Robert agit avec son thérapeute comme avec le jeu : il manipule et se cache pour gagner, ce qui ralentit son travail. Les moyens de défense qu'il active sont cependant un passage obligé qui lui permettra un jour d'intérioriser le désir de vivre différemment.

« Mon gourou,
mon maître, ma vie »

Les phénomènes sectaires sont une préoccupation croissante dans notre société. Sont-ils dus à une fragilité psychologique qui expliquerait la dépendance de celui qui entre dans une secte et se fait manipuler par des gourous sans scrupule et avides de pouvoir ? Sont-ils en relation avec la haine et l'envie qui existent entre les classes défavorisées et les classes aisées, entre les communautés issues des pays pauvres et les pays riches ?

Guillaume est né dans une famille appartenant depuis deux générations à la bourgeoisie parisienne. Il a fait ses études dans un des meilleurs lycées, préparé et réussi le concours d'entrée dans une grande école d'ingénieurs.

Ses parents le décrivent comme un enfant actif, défendant bien sa place de deuxième entre ses frères et sœurs, en particulier vis-à-vis du frère cadet, qu'il a eu tendance à dominer le plus souvent malgré la surveillance discrète de ses parents qui n'ignorent rien des rivalités possibles dans une fratrie.

Quand il était petit, Guillaume manifestait une certaine impatience lorsqu'on lui opposait un refus. Lorsque sa sœur aînée lui refusait ou lui imposait quelque chose, il entrait dans de violentes colères ; il hurlait, la battait, l'insultait. Son père « le calmait en lui mettant la tête sous l'eau froide... C'était le seul moyen pour l'arrêter ! ». Ces colères ne se sont plus produites après que Guillaume a eu six ans.

Par la suite, il n'a pas fait de crise d'adolescence comme ses trois autres frères. Il a suivi ses études sans difficulté particulière, en étant suffisamment bosseur et brillant pour qu'on l'oriente vers une classe préparatoire aux grandes écoles scientifiques. Guillaume avait alors quelques copains, pas de petite amie visible, et sortait peu.

Au cours des vacances à la fin de la deuxième année de l'école où il est rentré, il fait un voyage en Inde et un séjour dans un ashram, puis rentre en France. Il déclare alors à ses parents qu'il ne finira pas son école d'ingénieurs et qu'il a décidé de devenir membre de la secte hindoue qui détient l'ashram. Les raisons qu'il invoque sont que, pour la première fois, il se sent bien et heureux dans cet endroit, que ses études ne l'intéressent pas et que la vie professionnelle et personnelle que mènent ses parents, modèles pour son avenir au sortir de l'école « n'a pas de sens... Contrairement à celle que propose le Maître indien ».

Après de nombreuses discussions, les parents de Guillaume acceptent de continuer à l'aider financièrement et lui payent le retour en Inde. Guillaume donne régulièrement de ses nouvelles. Au retour du séjour suivant, un an après, ses parents le trouvent « absent », peu concerné par leur vie et celles des ses frères et sœurs, malgré le discours de Guillaume sur sa vie à l'ashram et la sérénité qu'il y trouve.

Les lettres de Guillaume deviennent de plus en plus rares. Elles contiennent des demandes d'argent pour l'ashram auxquelles ses parents répondent positivement. Puis ses parents n'ont plus de nouvelles, malgré la souffrance qu'ils expriment de cet état de fait dans les lettres qu'ils continuent à adresser régulièrement à Guillaume, où ils lui donnent des nouvelles de chaque membre de sa famille. Trois ans plus tard, les lettres reviennent avec la mention : « N'habite plus à l'adresse indiquée. » Suite à l'appel téléphonique fait à l'ashram, ainsi qu'à la démarche d'un représentant diplomatique français en Inde auprès de l'ashram, il est répondu que Guillaume a quitté l'ashram et qu'on ne sait pas où il se trouve.

Le cas de Guillaume – et de sa famille ! – contient les éléments multiples qui participent à la construction de la personnalité limite.

Au plan psychologique, dans l'enfance, on peut noter la présence des colères non contenues et la violence de la façon dont le père jugule ces colères. Mais comment apprendre à un enfant qui ne maîtrise pas sa violence à la limiter ? Faut-il penser qu'il y a eu là un premier traumatisme désorganisateur dans le psychisme de Guillaume ? Ensuite, ni l'agressivité positive au moment de l'adolescence, celle qui permet à l'enfant de vivre le processus d'autonomisation par rapport à ses parents, ni la sexualité ne sont présentes dans les comportements de Guillaume.

Au plan socioculturel, le jeune homme est « pris » dans un modèle familial et social clair, sans surprise. D'autres y trouvent leur bonheur, leur « épanouissement ». Ils mèneront une carrière professionnelle, auront des femmes et des enfants. La rencontre de l'Inde, de sa grande misère économique et de sa recherche « spirituelle » fait alors apparaître, selon Guillaume, le manque de sens du modèle d'existence qui est celui de sa famille et de la société industrielle développée dans laquelle il a grandi.

Affaiblissement du lien en général et fort investissement du lien de façon exclusive sur un seul objet de dépendance – l'ashram, le gourou –, repli sur soi que l'on peut interpréter comme un surinvestissement de l'idéal de soi peuvent être analysés comme des manifestations de la personnalité limite.

Les phénomènes sectaires ne sont pas nouveaux : l'engagement « fanatique » dans un parti politique, une Église, la défense d'une nation, d'une communauté contre les autres a existé de tout temps.

Ceci dit, notre monde industriel développé offre actuellement la possibilité aux personnalités limites de nombreuses sources de « consommation ». C'est notamment le cas d'objets de l'hyper-technologie constamment en évolution, mais qui maintiennent le sentiment d'appartenance du consommateur dans sa fidélité à des « marques ». La « durée de vie » de ces objets, des « services » sexuels, touristiques, « culturels » doit être brève et permettre de provoquer l'achat du produit qui le remplace et apporte la jouissance du fait de sa nouveauté.

Notre civilisation sécrète son anticorps : le sens limité de cette existence rend par contrecoup l'être humain plus demandeur d'un autre sens, plus général, plus existentiel, plus métaphysique, plus religieux. C'est la tentation de sortir de cette masse qui ne se satisfait que de la consommation par l'appartenance à un groupe – plus ou moins grand, plus ou moins secret – aux valeurs supérieures, aristocratiques, élitistes tentation forte et agissante dans notre civilisation.

Nous l'avons dit, le groupe ou l'organisation peuvent être l'objet de dépendance des personnalités limites.

Ce qui révèle la caractéristique de la personnalité limite dans l'engagement religieux, politique ou social, c'est son intensité, la perte de contact avec divers aspects de la réalité, et la soumission aux demandes et exigences de cet objet privilégié et idéalisé qui sont alors le groupe, l'organisation et/ou le leader/gourou.

La dichotomie entre l'organisation et son leader, qui sont « bons », et le monde extérieur, qui est « mauvais » et qui est responsable de tout ce qui ne va pas, traduit le fonctionnement du mécanisme de défense du clivage, de la division.

La secte doit répondre à tous les besoins : de sécurité, d'affectivité, de tranquillité intellectuelle, et ce, en ayant « réponse à tout ». Le transfert de l'idéal du Moi sur le groupe, l'organisation et son leader, déjà analysé par Freud dans *Totem et tabou,* comble une estime de soi défaillante par un amour collectif grandiose.

C'est pourquoi la sortie d'une secte se passe toujours de façon douloureuse.

On analyse avec justesse que les groupes sectaires, comme tout groupe, sont le lieu de régression affective et intellectuelle plus ou moins massive. Ils peuvent donc être source de mieux-être pour des personnalités limites, comme cela se passe dans une régression accompagnée en psychothérapie. Cependant, la différence fondamentale est que les groupes sectaires comme les gourous maintiennent la dépendance alors que le but du psychothérapeute est d'accompagner chaque personne vers son autonomie, après qu'il a « guéri » de ses relations infantiles, jusqu'alors cristallisées.

D'autres addictions

D'autres entités peuvent prendre la place de l'objet de dépendance.

La boulimie sélective, nourriture plus ou moins spécifique – chocolat, café, gâteaux, etc. –, peut être un symptôme de la personnalité limite. Celle-ci privilégie ainsi un type de nourriture plutôt qu'un autre, et ce, en grande quantité.

Sur le plan corporel, une pratique trop intensive du sport peut également remplir cette fonction. L'organisation sociale et économique du sport pousse de plus en plus vers une pratique excessive, en particulier avec les sportifs de haut niveau qui sacrifient les autres éléments de leur vie dans le but du dépassement perpétuel de leurs capacités physiques.

Tout cela facilite le déplacement de l'addiction au sport à l'addiction aux drogues qui repoussent les limites. Et l'on sait l'importance de ce phénomène dans le monde du sport professionnel.

Les « accros du sport » rationalisent leur dépendance sous les justifications des effets positifs de ces pratiques pour la santé de leur corps ou de leur esprit. Après une journée ou une semaine remplie de stress professionnel et/ou familial, le sport est le moyen de décharger les tensions. En effet, les codes sociaux ne permettent pas de montrer ses émotions et leur accumulation crée des « nœuds » énergétiques qui sont nocifs pour l'organisme.

Julien pratique les arts martiaux depuis un an. Au début, il se rendait à la salle de sport deux fois par semaine pour « se défouler ». Mais depuis qu'il a stoppé la cigarette, les deux verres d'alcool fort et le quart de vin rouge quotidien, Julien pratique les arts martiaux chaque jour, en salle quand il le peut ou chez lui, jusqu'à des heures tardives.

Deux ans plus tôt, il a dû quitter sa ville de cœur pour suivre la société qui l'emploie dans une autre région. Parallèlement à ce déménagement, les relations avec sa femme se sont dégradées. Julien affirme avoir besoin de « son sport », sans lequel il ne parvient pas à s'endormir.

Fragilisé par les contrariétés, Julien s'est accroché aux arts martiaux pour évacuer son stress quotidien par une activité « respectable ». On peut noter que l'arrêt de ses anciennes addictions – tabac, alcool – coïncide avec sa pratique de plus en plus intensive des arts martiaux.

Le sport d'équipe permet également de retrouver ce partage émotionnel, physique avec les autres, que l'on peut éprouver dans les groupes, les foules, ou les grands concerts de musique pop.

Une autre forme d'addiction est présente chez les *workaholics*, les « drogués » du travail. L'investissement dans le domaine professionnel au détriment de la vie affective personnelle ou familiale n'est pas un phénomène récent. Lorsqu'il s'accompagne d'un déracinement – pour des études, pour trouver un nouveau job, pour s'élever économiquement et socialement –, les transformations de l'identité, couplées au surinvestissement professionnel, témoignent des caractéristiques des personnalités limites.

L'addiction à la télévision ou à l'ordinateur est une des formes plus récentes des symptômes des personnalités limites.

Évelyne est mariée, n'a pas d'enfants et travaille depuis dix ans dans la même société, à un poste subalterne. Femme discrète et fiable, elle apparaît aux yeux de ses collègues comme « faisant partie du décor ». Elle connaît son métier à la perfection et travaille vite. Il lui arrive donc de n'avoir « rien à faire »... Pourtant Évelyne doit assurer ses « heures de présence » ; comment pourrait-elle s'occuper ?

L'ordinateur avec lequel Évelyne travaille est équipé d'Internet. C'est ainsi qu'elle découvre quantité de forums, alimentés par des internautes qui racontent leurs vies, leurs problèmes, la façon de les résoudre, etc. Discrètement, Évelyne commence à consulter de plus en plus souvent ces forums, finissant même par y participer lorsque sa collègue de bureau s'absente.

Quelques mois plus tard, Évelyne va même jusqu'à s'acheter un ordinateur personnel et fait établir une connexion Internet chez elle, pour prolonger ces instants de bonheur passés sur les forums. « Je ne sais pas pourquoi mais toutes ces histoires me passionnent. Il y a toujours une nouvelle personne, un nouveau problème à résoudre. Et puis quand je vois que j'ai pu aider quelqu'un en envoyant une réponse à sa question, je me sens utile, c'est agréable. »

Pour parer à l'ennui, Évelyne se plonge dans les histoires virtuelles qu'elle découvre sur Internet. Plutôt que de chercher à savoir si sa vie lui plaît, si elle ne ferait pas mieux de trouver un travail plus stimulant, ou encore de s'impliquer davantage dans sa « vie de bureau », Évelyne trouve une compensation en lisant les interrogations des autres et en y répondant. Elle se sent enfin « utile » à quelqu'un, à quelque chose.

Ces addictions aux nouvelles technologies sont également, en partie, clairement présentes chez les enfants ou les adolescents dont le Moi n'est pas assez fort – à l'instar de l'autorité parentale – et qui présentent les faiblesses caractéristiques des personnalités limites. L'énergie des pulsions, au lieu d'être transformée en énergie psychique, est alors détournée vers l'envahissement des images au détriment de la pensée, et des relations virtuelles au détriment des relations avec l'entourage réel, scolaire et familial. La succession d'images, accompagnée d'un contenu provocateur d'émotions, remplace la lenteur et la basse tension émotionnelle nécessaire à l'élaboration de la pensée et du raisonnement. Ces enfants ont ce que l'on pourrait nommer « la pensée clip » ou « le zapping intellectuel ».

Bien vivre et guérir

À la lecture des parties précédentes, le verdict vous semble limpide : vous êtes bel et bien borderline !

Que faire à présent pour mieux vivre votre état au quotidien ? Existe-t-il des façons de guérir ?

Chaque chose en son temps... Il convient tout d'abord d'appliquer les premiers secours et de limiter les dégâts, avant d'attaquer plus sereinement une véritable reconstruction en envisageant différentes voies possibles pour ce faire. Voyons de quels moyens nous disposons.

Premiers secours

Mieux se connaître

La première nécessité reste l'avis de Socrate : « Connais-toi toi-même. »

En tant que personnalités limites, nous avons du mal à appliquer ce conseil, tant nous manquons d'énergie. Il semble plus simple d'oublier ses angoisses, ses manques, d'ignorer ses incapacités, son sentiment d'insécurité, ses mauvaises relations avec les autres… Est-ce vraiment plus simple, ou plus douloureux ? Apprendre à se connaître et ouvrir les yeux sur ses failles s'avère difficile… Mais possible.

Essayons d'y voir plus clair.

Vous avez eu le courage d'ouvrir et de parcourir ce livre ? C'est tout à votre honneur. La tentative d'autodiagnostic est le signe d'un désir de changer « quelque chose ». Elle est un premier pas vers l'apaisement et la guérison.

Vous avez pu rencontrer des difficultés d'autodiagnostic, face à la diversité des explications sur les causes et les traitements. Cela est vrai pour toutes les formes de personnalités, limites ou non. Comment y parer ?

Les psychologues maîtrisent l'utilisation des tests, en particulier ceux que l'on appelle *tests de personnalité*, et leur interprétation inclut aujourd'hui le repérage des personnalités limites. Vous pouvez vous appuyer sur eux pour assurer ou avoir une connaissance de vous-même.

Des sociologues cliniciens, tels que Vincent de Gaulejac, ont créé une méthode de connaissance de soi par *l'écriture du récit de vie*. Cette méthode consiste à réunir un groupe d'une dizaine de personnes pendant trois ou quatre jours. Avec l'aide de deux « moniteurs », les personnes du groupe rédigent par étapes l'histoire de leur vie et échangent avec les autres personnes du groupe, sur l'histoire de chacun. Les moniteurs apportent des outils d'analyse venant des divers champs des sciences humaines. Ces groupes ne sont pas des groupes de thérapie, mais ils aident à avancer dans la connaissance de soi.

Le neurologue et psychiatre Boris Cyrulnik a orienté l'attention des thérapeutes vers *la capacité de résilience*. Il la définit ainsi comme étant : « *La capacité à réussir, à vivre et à se développer positivement de manière socialement acceptable, en dépit du stress ou d'une adversité qui comportent normalement le risque grave d'une issue négative*[1]. » Toute

---

1. *Un merveilleux malheur*, Odile Jacob, 2002.

150

personnalité psychologique – quelle que soit son organisation psychique – peut « travailler » par elle-même sur ses difficultés pour les amoindrir et sur ses capacités pour les développer.

Utiliser les qualités de ses défauts

La perspicacité, l'indépendance, la créativité, l'humour, la moralité, l'aptitude aux relations et l'initiative sont les capacités qui permettent de développer la résilience. Vous possédez les cinq premières qualités évoquées ? Bravo ! Elles sont caractéristiques des personnalités limites qui « fonctionnent bien ». Si tel n'est pas le cas, il n'est pas trop tard pour cultiver et utiliser les qualités de vos défauts…

Si votre hypersensibilité vous joue des tours, elle peut aussi représenter un atout précieux, dès lors que vous parvenez à la canaliser. Développer ses capacités de création aide à apprivoiser et à canaliser cette sensibilité. En effet, l'apprentissage d'une technique artistique donne un cadre à l'expression des émotions et fixe des limites. Sujet à des crises de nerfs en public depuis votre plus tendre enfance, vous vous entendez dire régulièrement que « vous êtes un sacré numéro ». Prenez-les au mot et tournez-vous vers le spectacle ! Ainsi, vous pourrez extérioriser vos émotions de façon positive et gagnerez l'estime de votre entourage. Prenez garde tout de même de choisir un cadre d'apprentissage relativement souple, pour éviter les sentiments de dévalorisation ou de culpabilité.

En aiguisant votre regard sur vous-même, vous prendrez petit à petit conscience de vos comportements et des conséquences qu'ils entraînent. Pour éviter l'abattement ou la trop forte culpabilité devant le résultat de vos excès, pratiquez l'humour. Par ce biais, vous nuancerez votre jugement sur vous-même. Savoir rire de soi facilite également les relations avec l'entourage : le rire déclenche le rire ; il permet de prendre les situations désagréables avec plus de recul et aide à nourrir l'indulgence vis-à-vis de soi.

En apprenant ainsi à mieux « cadrer » vos émotions, vous développerez votre aptitude aux relations et votre sens de l'initiative.

Jouer la prudence, apprendre à se protéger

Nous savons à présent que, en tant que personnalités limites, nous sommes fragiles. Difficulté à contenir notre vie émotionnelle, difficulté à supporter la frustration, besoin de prendre appui sur une personne qui apporte la compréhension, le soutien et l'amour qui nous ont fait défaut dans la petite enfance… Nous avons là quelques poids un peu lourds à porter. Ceci dit, nous pouvons tout de même apprendre à construire le sens de notre vie et de nos valeurs, ce qui nous permettra d'être en lien de façon positive avec les autres.

Pour contenir votre vie émotionnelle et supporter la frustration, il faut observer quelles sont les situations et les relations – les types de personnalité – auxquelles vous êtes le plus sensible, celles qui sont les plus difficiles pour vous. De façon générale, il est clair que les personnalités en grand état de souffrance peuvent vous toucher d'une façon que vous ne contrôlez pas.

Edwige a longtemps travaillé comme assistante sociale dans un centre d'alcoologie. Au début, elle était enthousiaste à l'idée « d'aider les autres à s'en sortir » et « ne comptait pas ses heures ». Mais après trois ans de travail acharné, Edwige a commencé à avoir elle-même des problèmes de santé. « J'étais de plus en plus sujette aux insomnies, aux poussées d'eczéma... Je commençais sérieusement à déprimer en voyant rechuter de nombreux alcooliques que j'avais suivis. Cela est allé si loin que j'ai dû me mettre en arrêt maladie. »

Consciente qu'elle ne parvient pas à se protéger suffisamment et que son métier met en péril sa santé, Edwige entame une reconversion professionnelle. Avec ses économies, elle achète une maison à la campagne et ouvre deux chambres d'hôtes dans une partie de l'habitation. Edwige retrouve alors des couleurs ; elle dit « revivre ».

Edwige a su ouvrir les yeux sur le fait que son métier était difficilement compatible avec ses propres fragilités. En se tournant vers l'hôtellerie, elle a pu nourrir son besoin de se sentir utile dans des conditions plus agréables pour elle. Elle accueille généreusement ses clients, est toujours aux petits soins pour eux et ces derniers, reconnaissants, l'enchantent avec leurs récits de vacances et les compliments qu'ils ne manquent pas de lui faire.

Ajoutons que les personnes qui expriment elles aussi, directement ou indirectement, leurs émotions de façon forte peuvent être des déclencheurs des vôtres. La relation avec les personnalités autoritaires, manipulatrices ou sadiques est à éviter ou à surveiller.

Xavier vit en couple avec une femme plus âgée que lui depuis quatre ans. Lorsqu'il l'a rencontrée, il a été immédiatement séduit par son assurance et son autorité naturelle. Dans les premiers temps, Xavier a admiré son amie et s'est délecté de la voir faire « ce qu'il n'aurait jamais osé faire ». Mais aujourd'hui et de plus en plus fréquemment, Xavier a honte des agissements de sa compagne. Les petites fraudes, les mesquineries quotidiennes, les comportements méprisants... Il finit par ne plus les supporter.

Il regarde autour de lui et s'aperçoit que ses amis ont disparu. À la réflexion, il n'a pas vraiment de « vie » non plus. Sa compagne travaille pour deux et prend les décisions qui concernent leur couple : achats, destination de vacances... Elle contrôle tout jusqu'à la fréquence de leurs rapports sexuels, sans qu'il ait son mot à dire.

Au terme de longues interrogations, Xavier décide de parler à sa compagne, lui disant qu'il envisage une séparation pour leur bien. Celle-ci entre alors dans une rage folle. Elle le menace et lui fait du chantage, plusieurs semaines durant. Tout cela déstabilise Xavier, qui ne sait plus s'il doit partir ou rester. Fatigué des batailles incessantes avec sa compagne, Xavier sombre dans une douloureuse dépression.

Voyant cela, son amie se calme alors. Elle s'occupe de lui et accepte finalement de discuter pour trouver une solution. Au bout du compte, ils décident d'habiter « chacun chez soi » tout en continuant leur relation amoureuse. Xavier s'installe dans un petit studio que sa compagne lui loue. Il recommence peu à peu à sortir... Puis à travailler. Les relations avec sa compagne restent parfois houleuses, mais ils partagent de beaux moments de tendresse, comme au début de leur relation.

Deux ans plus tard, Xavier est devenu autonome et se sent mieux. Sa compagne et lui-même ont finalement décidé de se séparer six mois plus tôt, d'un commun accord.

À vous de moduler dans le temps et dans l'espace la proximité et la distance nécessaires pour ne pas être dépassé par vos réactions. La protection de soi veut dire, à certains moments, moduler de façon à pouvoir maintenir la relation problématique pour vous. Ainsi, Xavier a eu besoin de rester un temps sous le « contrôle » de sa compagne pour apprendre petit à petit à s'affranchir. Au vu du déroulement des événements, on peut imaginer que le jeune homme aurait été incapable de quitter sa compagne du jour au lendemain et de « survivre » sans elle.

Se protéger peut aussi vouloir dire prendre la décision d'interrompre temporairement la relation, ou y mettre fin lorsqu'il s'avère qu'elle est trop dangereuse pour vous. La compagne de Xavier, bien qu'elle ait usé de chantage, a su rationaliser et agir pour le bien de son ami, de leur relation amoureuse. Or, ce n'est pas toujours le cas. Certaines personnes – c'est le cas des pervers narcissiques, par exemple – trouvent précisément leur raison de vivre en détruisant autrui. Il ne s'agit plus alors de transiger : il convient d'éviter le danger en rompant définitivement la relation.

Prendre appui sur une personne veut dire reconnaître ce besoin, l'accepter, ne plus s'en sentir honteux ou coupable.

Vous avez besoin de quelqu'un en qui vous pouvez avoir réellement confiance. Mais vous savez que dans votre quête d'objet de dépendance, de béquille, vous pouvez projeter sur l'autre :

- tantôt par idéalisation des qualités qui ne sont pas réellement les siennes ;
- tantôt des craintes sur ses côtés négatifs qui ne sont pas fondées.

Vous avez également du mal à attendre pour obtenir ce dont vous avez besoin. Vous avez tendance à agir précipitamment pour raccourcir l'attente. Or, c'est le temps et l'observation attentive de « qui est réellement l'autre » qui vous permettra de savoir si vous pouvez faire confiance à untel ou untel.

Par ailleurs, la relaxation est une pratique utile pour diminuer les tensions que crée psychologiquement et physiquement l'effort supplémentaire que vous fournissez pour contenir vos émotions et diminuer la sensation de frustration et de manque dans vos occupations et dans les relations aux autres. Les techniques de relaxation sont à apprendre dans un premier temps. Lorsque vous les connaissez suffisamment bien, vous pouvez en faire une pratique personnelle ou les utiliser dès que vous en ressentez le besoin.

Ce que votre entourage peut faire pour vous

En tant que personnalité limite, si vous avez atteint un certain stade de trouble et de dépendance, l'aide d'un professionnel sera nécessaire à votre mieux-être. Une personne de votre entourage vous a peut-être déjà « tendu une perche »… Que lui avez-vous répondu ? « *Mais non, tu exagères, je vais très bien. C'est toi qui as un problème… Aller voir un psy, c'est pour les fous et je ne le suis pas !* » Il est parfois difficile d'admettre que l'on souffre de ses excès, ou même de s'en rendre compte. L'entourage est un bon indicateur. Ainsi, lorsque vous constatez que plusieurs personnes de confiance vous conseillent de « vous faire aider », il semble plus sage de suivre ces précieux conseils.

Toutefois, en tant que personnalité limite, vous avez tendance à éloigner les autres de vous et s'entourer de personnes « de confiance » s'avère compliqué. Vous avez eu des amis ? Ils ne souhaitent plus vous voir suite à de violents conflits. Vous avez eu une relation amoureuse ? Vous l'avez rompue subitement car elle ne vous convenait plus. Ne perdez pas espoir ! Intuitivement, vous avez peut-être développé quelques relations solides avec des gens qui voient en vous ce que vous cherchez à ignorer et ne vous en tiennent pas rigueur.

Lors de vos « crises », certaines personnes restent calmes face à vous et savent vous laisser seul le temps que l'orage passe. Elles répondent malgré tout présent lorsque vous avez besoin d'elles et ne minimisent pas vos états, ni l'expression de vos sensations. Elles vous connaissent depuis longtemps et ne vous ont pourtant pas rejeté ? Vous pouvez les écouter : ces personnes seront de bon conseil.

Les thérapies

Pour le grand public, la psychothérapie est souvent synonyme de « On vient pour parler de ce qui ne va pas ». Certains psychothérapeutes ne prêtent pas assez attention à l'effet négatif inconscient de cette croyance. Toutes les psychothérapies, quels que soient les principes et la méthode, doivent consacrer leur attention à la présence et à la valorisation des « qualités et des forces » du patient et à ce qui « va bien » dans sa vie.

Si vous savez que votre addiction a dépassé le deuxième degré – voir l'exemple de Claudine, page 115 –, vous devez demander l'aide d'un professionnel. Le psychiatre pourra vous prescrire un accompagnement par des médicaments – anxiolytiques et antidépresseurs. L'utilité des médicaments dans le traitement des troubles des personnalités limites est à ce jour sujet à controverses. De ce fait, le psychiatre pourra aussi vous conseiller d'entamer une thérapie.

Les personnes ayant des addictions disent que suivre les réunions des groupes de patients souffrant d'un « même mal » est une aide : Alcooliques Anonymes, Weight Watchers pour les boulimiques, groupe de patients drogués, groupe de joueurs pathologiques, etc. Trois aspects ont un effet positif : le partage des souffrances et des difficultés sort la personne de sa solitude. « *Je pensais être le seul/la seule à vivre ça. Ça me fait du bien de voir que d'autres luttent aussi pour s'en sortir.* » Le groupe contient les émotions, il valorise les efforts et les réussites, ce qui aide la personne à améliorer son image d'elle-même. Les règles de fonctionnement du groupe donnent une place à chaque personne pour qu'elle « rende compte » de la façon dont elle les respecte, et ce vécu collectif facilite l'acceptation de « la loi qui est la même pour tous ».

On peut aussi trouver une aide puissante dans des activités qui font appel à la créativité, en groupe si possible : dessin, peinture, modelage, sculpture, atelier d'écriture, théâtre, danse, chorale, musique, soins esthétiques.

Une explication particulière doit être donnée sur l'art-thérapie : l'expression de « ce que l'on a envie de dessiner ou peindre » est la projection à l'extérieur de soi de ses fantasmes intérieurs, et les rend visibles pour soi-même et pour les autres. Cela rend « matériel » ce qui est de nature immatérielle, psychique. Si cette activité se déroule sur plusieurs séances, elle provoque un travail intérieur dont les étapes apparaissent à travers les productions successives du « patient ». Elle met en route sa capacité personnelle de résilience, permet la résolution symbolique de ses conflits inconscients, souvent sans qu'il puisse dire « de quoi il s'agit », sinon qu'il ressent un mieux-être. Jean-Pierre Klein, psychiatre et psychanalyste, conseille à l'art-thérapeute de ne pas donner d'interprétation de ses productions au patient, afin de ne pas freiner la dynamique propre de sa créativité.

Indiquons maintenant d'autres thérapies possibles.

Les thérapies comportementales et cognitives (TCC)

Qu'est-ce que c'est ?

Chaque comportement est une réponse à un message, une stimulation de l'environnement. À partir de cette découverte du comportement réflexe est construite la théorie du conditionnement. Par exemple, si votre mère était toujours en colère après vous, cela vous a conditionné à répondre par des pleurs. Dès lors, quand votre interlocuteur émet des signes de colère, vous répondez par des pleurs, même si cette réponse est inappropriée au contexte – vous vous effondrez en pleine réunion de travail parce que votre patron s'est levé du pied gauche ce matin-là. Les théories et les thérapies comportementales reposent sur cette notion du conditionnement et de l'apprentissage. La thérapie comportementale aura donc pour but de modifier votre conditionnement, votre réponse et de vous apprendre à réagir autrement face à un certain message – votre patron est visiblement en colère, vous fredonnez un air joyeux dans votre tête.

Quant aux théories cognitives, elles étudient les processus de la pensée, qui filtrent et organisent les relations de l'individu avec son environnement. Elles mettent en relation les émotions – ce qui est ressenti –, les comportements – ce qui est fait – et les cognitions – ce qui est pensé.

Comment ça fonctionne ?

Le conditionnement relève de l'association répétée des liaisons entre les trois dimensions : émotions, comportements et cognitions. Par exemple : vous ressentez de la colère, vous hurlez, votre entourage est effrayé. Vous réagissez toujours de la même façon, comme si un « code » était « inscrit en vous ». C'est pourquoi l'observation de votre comportement et de ses conséquences est primordiale. Si votre « réflexe » est inadapté, le repérer vous aidera à trouver une réponse plus adaptée. Par ailleurs, la réaction de votre entourage vous aidera à consolider votre apprentissage. Par exemple : vous ressentez de la colère, vous dites que « vous êtes en colère mais que ça va passer », votre entourage est rassuré… Et cela vous conforte dans l'idée que ce comportement est celui à adopter. La réponse de l'environnement est la condition qui permet de renforcer l'apprentissage du comportement.

Les travaux sur l'apprentissage animal mettent en lumière la « loi de l'effet » : un comportement est appris en fonction de son effet sur l'environnement. Ce phénomène « stimulation-réponse » a lieu sans que les idées conscientes et le raisonnement interviennent. Par exemple, lorsque vous vous mettez en colère et que vous hurlez, vous parvenez à raisonner ensuite – « Pourquoi ai-je réagi comme ça ? Parce que… etc. » – mais jamais sur le moment, parce que vous agissez par réflexe. Ainsi, pour les TCC, les idées conscientes et le raisonnement ne sont pas utiles pour comprendre les comportements et leur apprentissage.

Pour la psychologie cognitive, la modification du comportement n'est pas seulement due à des associations de réponses du monde extérieur mais aussi à la représentation mentale que nous nous faisons de notre environnement. La perception mentale de l'environnement devient ainsi l'élément principal pour expliquer les inadaptations sociales et psychologiques. Par exemple, si vous avez une représentation mentale négative de l'autorité, vous aurez des difficultés avec toute figure ou forme d'autorité que vous rencontrerez.

Les travaux sur la perception ont montré la relation entre la perception, les mécanismes de la mémoire et ceux de la résolution de problèmes. Ils sont à l'origine de ce que l'on a appelé la « psychologie de la forme » qui a démontré que la perception auditive et visuelle se fait selon certaines formes pré-organisées. C'est le cas des psychologues gestaltistes qui amènent à prendre conscience de ces formes pré-organisées inscrites chez les patients et s'en servent pour modifier les réactions ou pensées qui leurs sont associées.

La thérapie relationnelle-émotive élargit le champ des thérapies comportementales et cognitives. Pour les thérapeutes de ce courant, un comportement inadapté n'est pas seulement la conséquence de facteurs environnementaux, mais aussi le résultat de croyances irrationnelles et organisées. C'est par l'observation de ces comportements présents et grâce à votre pouvoir de choisir et d'appliquer des alternatives satisfaisantes à ses comportements habituels que le thérapeute vous aidera à guérir.

La théorie sociale de l'apprentissage nous enseigne qu'un homme n'est pas seulement le produit de ses rapports à son environnement, mais qu'il est également capable d'anticiper les conséquences de ses actions, d'appliquer un exemple différent de ce qu'il a l'habitude de faire, d'utiliser les symboles, de pratiquer l'auto-analyse et l'auto-évaluation. Certains thérapeutes prônent ainsi l'apprentissage sociocognitif par observation.

D'après les structuralistes, c'est la notion de schéma qu'il convient d'étudier pour prendre connaissance de ses comportements.

La psychologue Linehan propose de travailler sur les troubles de la personnalité limite à partir de six modèles comportementaux : la vulnérabilité émotionnelle, l'autodévalorisation, les crises aiguës, l'inhibition du chagrin, la passivité active et la compétence apparente. Il s'agit alors de montrer au patient le sens de ses comportements, de ses cognitions, de ses émotions et de ses règles implicites. L'étape suivante concerne la stratégie de résolution des problèmes : tout d'abord comprendre et accepter le problème puis apprendre à imaginer, à réaliser, à évaluer d'autres solutions.

Depuis les années 1970, la majorité des écoles contemporaines de psychothérapie qui s'intéressent au traitement des troubles de la personnalité, et particulièrement de la personnalité borderline, se sont largement inspirés de la théorie de George Kelly.

Ce que Kelly appelle « le relâchement » est pour lui un des outils majeurs de la thérapie. Ce dernier est provoqué par des exercices de relaxation, l'association libre, le compte rendu des rêves et l'attitude inconditionnellement acceptante du thérapeute. Les jeux de rôle sont un bon moyen pour permettre aux patients de produire de nouveaux schémas. Une autre technique consiste à demander au patient d'écrire un nouveau portrait de lui-même et, après qu'il l'a accepté, de l'appliquer dans sa vie quotidienne.

La psychanalyse

Qu'est-ce que c'est ?

Les psychanalystes ont développé les notions de psychisme, d'inconscient et de transfert. Ils peuvent appartenir à différents courants de la psychanalyse – freudiens, lacaniens, jungiens, etc. – mais utilisent globalement les mêmes « outils ».

Comment ça fonctionne ?

La psychanalyse propose de travailler sur ce qu'elle nomme *l'organisation psychique* d'une personne, pour l'aider à comprendre ses comportements et en appliquer de nouveaux. Cette organisation se compose de plusieurs éléments.

Selon la psychanalyse, notre psychisme est organisé en trois instances partiellement conscientes : le siège de nos pulsions les plus primaires – angoisses, jouissances, etc. –, puis le siège de notre rationalité et de l'image que nous avons de nous-mêmes et le siège de notre moralité – le résultat de nos apprentissages, de nos règles, de nos valeurs filtres par lesquels passeraient nos prises de décisions.

165

Nos comportements sont régis par un ensemble de pulsions, qui se regroupent en pulsions de vie et de mort. Les pulsions de vie – énergie, instinct d'autoconservation – permettent la continuité et la stabilité, tandis que les pulsions de mort conduisent à l'immobilité psychique.

Nos « défenses » ou « mécanismes de défense » sont des processus psychiques par lesquels le siège de notre rationalité organise et maintient notre bien-être, pour affronter ou éviter l'angoisse. Ils le protègent des stimulations de l'environnement (voir le chapitre 5, partie II, pages 85-88).

L'organisation psychique n'est pas visible, contrairement aux vécus émotionnels, aux comportements, au caractère ou aux traits de caractère. Le but d'un psychanalyste est donc de partir des éléments visibles pour déterminer les éléments invisibles.

Les aménagements de la technique psychanalytique classique pour les patients limites

De nombreux patients ayant une personnalité limite ne supportent pas la régression qui survient au cours du traitement psychanalytique à cause de la faiblesse de leur difficulté à rationaliser. Extrêmement sensibles à la frustration – l'outil majeur de la psychanalyse classique – contre laquelle ils réagissent par des passages à l'acte ou des crises émotionnelles, ils ont la plus grande difficulté à maintenir le déroulement régulier de la cure et à profiter des règles de la technique classique.

Pour parer à ces difficultés, le cadre thérapeutique est modifié : au lieu d'être « isolé » de la relation de regard – traditionnellement, le

166

patient est allongé sur un divan et ne voit pas son thérapeute –, le psychanalyste maintient « le face-à-face ». L'utilisation de l'interprétation diminue ; elle est remplacée par une communication moins neutre, plus empathique de la part du thérapeute. Le nombre de séances est modulé en fonction de ce que le Moi du patient et toute son organisation psychique sont capables de supporter.

Kernberg préconise quelques aménagements supplémentaires, notamment pour limiter le transfert négatif qu'opère le patient sur le thérapeute, c'est-à-dire lorsqu'il prête au thérapeute ses propres sensations.

Par exemple, le thérapeute interdit au patient de l'agresser physiquement, d'endommager ou de détruire les objets du cadre de travail, d'exercer une surveillance active de sa vie en dehors des séances. Il l'engage par ailleurs à ne pas prendre de toxiques ou de médicaments en dehors de sa surveillance.

Le psychanalyste doit également offrir la possibilité à son patient de garder des moyens et objets de plaisir disponibles, à côté de ceux que le travail thérapeutique lui fait abandonner. Si cela n'est pas anticipé, le patient exprime le risque dans lequel il se trouve lorsqu'il parle de sa « peur du vide » ou du « champ de ruines » résultant du travail analytique sur ses défenses, sans que rien de positif n'ait remplacé les anciennes constructions.

Une difficulté de la relation thérapeutique avec les personnalités limites tient au fait que la faiblesse du Moi freine la possibilité pour le patient de faire coexister en lui-même une partie qui vit l'expérience et une partie qui l'observe.

Les thérapies par la régression

Qu'est-ce que c'est ?

La thérapie par la régression est dite « technique active ».

Cette approche est préconisée notamment pour les personnalités limites ayant atteint un état pathologique[1].

Le principe central des thérapies par la régression est que cette dernière révèle les contenus de l'inconscient. La régression bénéfique est celle qui non seulement montre quels sont les manques qui ont mené la personne du stade de personnalité limite normale à celui de « patient limite », mais va au-delà des traumatismes, jusqu'aux zones du psychisme qui se sont développées de façon satisfaisante. Ensuite, le thérapeute accompagne son patient dans la « reconstruction », dans la réparation de son estime de lui-même et dans la résolution de ses souffrances – qui passe par une régression obligatoire dans l'enfance. Cela nécessite que le thérapeute adapte son comportement à l'état régressif dans lequel se trouve le patient. Le thérapeute doit travailler sur la phase d'intégration et notamment sur la rencontre de l'amour et de la haine, et sur la prise de conscience de la dépendance de son patient.

Comment ça fonctionne ?

Le cadre de la thérapie – lieu, règles – représente une sorte de symbolisation de la relation du nourrisson à son entourage, principa-

---

1. Du même auteur, *Les Patients limites, psychanalyse intégrative et psychothérapie,* Érès, 2010. Cet ouvrage contient une étude approfondie de ces patients et de nombreux exemples de la thérapie par la régression, individuelle et en groupe.

168

lement à sa mère. L'environnement créé doit permettre de substituer la relation au thérapeute à la carence que le patient a connue dans la réalité. La relation au thérapeute est un équivalent des soins et du soutien maternel. Le patient doit pouvoir être soigné et « porté » par le thérapeute tant que cela correspond à son besoin.

Le praticien apporte au patient un environnement sécurisant et l'intégrité de son propre Moi qui lui font défaut. Mais il doit aussi être capable de retirer progressivement son support, au fur et à mesure que s'opère la maturation du patient et que celui-ci trouve en lui-même les ressources dont il a besoin. La technique thérapeutique consiste à ramener le patient là où, dans un réflexe de survie face à la défaillance de son environnement primaire, le patient s'est protégé en gelant la situation de carence. La relation avec le thérapeute entraîne un dégel qui libère le vrai Soi emprisonné sous un faux Soi.

Avec le thérapeute, le patient revient à la situation de dépendance primordiale du nourrisson, afin de restaurer « par un maternage suffisamment bon » le narcissisme primaire qui n'a pu s'établir en raison de la défaillance maternelle.

Pendant tout ce processus, le praticien accompagne et soutient le patient par une attitude empathique et en s'efforçant de répondre à ses besoins profonds. Il fait peu d'interprétations, et doit tolérer la mise en actes car celle-ci traduit mieux que ne peut le faire la parole ce que le patient cherche à obtenir de son thérapeute. Ce dernier peut d'ailleurs jouer un rôle le plus souvent symbolique dans la mise en actes du patient. Par exemple : le prendre dans ses bras, le bercer, prononcer des paroles douces, rassurantes, calmantes. Ensuite, il s'efforce de lui transmettre la compréhension qu'il a pu en tirer.

Dans la situation thérapeutique sécurisante, le patient se sent soutenu et libre de régresser complètement. Il peut alors exprimer son vrai Soi, son angoisse d'être détruit, s'autoriser à ressentir et exprimer dans le présent sa colère relative à la carence primitive. Il peut ensuite s'engager dans un processus de croissance qui était arrêté et s'acheminer progressivement vers l'indépendance avec un Moi fortifié. Le patient est ainsi prêt à revisiter les étapes postérieures de son développement, avec de nouvelles forces, pour en résoudre les difficultés spécifiques.

Les thérapies de groupe

Qu'est-ce que c'est ?

Les thérapies de groupe sont pratiquées de façon importante depuis les années 1950.

Certaines sont conduites selon des méthodes qui transposent au travail de groupe les théories et les techniques des psychanalystes, selon l'idée qu'il existe un inconscient de groupe.

D'autres se fondent sur des théories autres que les théories psychanalytiques, comme le « groupe de rencontre » dont les principes sont ceux de la psychologie existentielle.

170

D'autres pratiquent en groupe des méthodes psychothérapeutiques qui se pratiquent aussi en relation individuelle avec le thérapeute. La valeur ajoutée étant que le groupe offre des possibilités supplémentaires, dont l'usage est particulièrement utile pour les personnalités limites.

Comment ça fonctionne ?

Les personnalités limites sont très sensibles aux événements extérieurs, aux variations du cadre matériel de la thérapie, au déplacement des séances, au retard du thérapeute, aux agressions et bruits extérieurs, aux variations des formes d'accueil ou de départ du thérapeute, ainsi qu'aux variations de son degré d'implication entre telle ou telle séance.

Le travail psychothérapeutique avec ces patients montre un nombre important d'« attaques contre le cadre » : absence aux séances, refus du patient de payer celles auxquelles il a été absent malgré l'accord préalable de la règle énoncée par l'analyste sur ce point, contestation de l'accord sur le prix des séances, critiques acerbes de l'installation matérielle du cabinet de l'analyste, remise en question de la périodicité des séances, de leur durée, etc.

Étant donné leur incertitude sur leur identité, leur faible intériorisation et identification aux règles et à la loi, leurs difficultés d'appartenance autrement qu'à l'objet de dépendance, la pratique de la psychothérapie en groupe présente un fort intérêt pour les personnalités limites.

Les premières expériences de psychothérapie de groupe, qu'il s'agisse des groupes à orientation psychanalytique ou des groupes

« de rencontre » inspirés des « T-groups » américains, ont montré que les libres interactions entre les membres du groupe pouvaient être stimulantes pour certains sujets mais aussi très traumatisantes pour les personnalités trop « fragiles ».

Ceci a conduit les psychothérapeutes utilisant le travail de groupe à formaliser des « règles de fonctionnement des groupes de psychothérapies », dont l'énoncé et le respect sont protecteurs pour ces personnalités. Trois règles jouent particulièrement ce rôle :

- la règle de discrétion qui interdit de raconter hors du groupe ce qui a pu être vécu par les autres membres du groupe ;
- la règle de l'interdit des relations sexuelles entre les membres du groupe ;
- la règle de l'interdit d'actes violents à l'encontre de soi-même, des autres membres du groupe et des thérapeutes.

Les autres règles concernent le respect du cadre :

- engagement d'assiduité aux séances et de ponctualité ;
- engagement de restitution dans le cadre du travail de groupe de ce que le sujet a vécu hors du groupe, soit dans sa vie personnelle, soit dans ses relations éventuelles avec les autres membres du groupe ;
- acceptation de donner et de recevoir des échos pour le travail fait par chaque personne.

La façon même dont se déroulent les séances de groupe a pour but de *protéger* chaque membre des interactions « non contrôlées ».

Ainsi, le thérapeute fait travailler chaque personne du groupe l'une après l'autre. Pendant qu'une personne travaille avec lui, les autres membres du groupe n'ont pas le droit d'intervenir, à moins que ce ne soit sur la sollicitation du thérapeute – soit pour confronter le patient à d'autres perceptions que la sienne, soit pour jouer un rôle dans un jeu de rôles organisé par le thérapeute. Lorsque le travail plus ou moins régressif du patient est terminé, le thérapeute sollicite les échos des autres membres du groupe. Il s'agit donc davantage d'un « travail individuel en groupe » que d'un « travail de groupe ».

La thérapie de groupe est d'un grand secours pour le traitement de certaines caractéristiques de la problématique des personnalités limites : l'impulsivité, la faible réalisation au niveau des rôles sociaux, l'utilisation de comportements suicidaires manipulateurs, l'expression intense des émotions, la faible tolérance à la solitude, la difficulté à supporter la proximité dans les relations, la faible résistance à la frustration.

Le groupe permet la « dilution » des relations de transfert sur plusieurs personnes, diminuant ainsi l'anxiété que la personnalité limite ressent dans la relation à deux, lors de la thérapie individuelle. Cet apprentissage des relations avec plusieurs personnes aide le patient limite à sortir de la relation exclusive à son « objet privilégié ». Le groupe provoque et contient les réactions régressives. Les transferts négatifs intenses des personnalités limites reçoivent un accueil moins réactif que dans la vie normale, ce qui leur donne la possibilité d'apprendre à les vivre de façon moins honteuse et plus élaborée. La présence de pairs permet l'apprentissage

173

des limites relationnelles. L'énoncé et le respect des règles de fonctionnement du groupe ajoutent à cet apprentissage des limites.

En étant confronté aux perceptions des autres membres du groupe, le patient voit moins le thérapeute qui est à l'origine des règles comme arbitraire, abusif et dangereux. La crainte de l'intimité et de la proximité diminue lorsqu'il voit les autres membres du groupe travailler sur leurs propres difficultés sans crainte d'être agressés, alors qu'ils sont dans un état de moindre défense.

Le groupe est aussi l'occasion pour les patients de faire l'expérience du *soutien*, d'une *valorisation* pour leur prise de risque et leur réussite, ce qui renforce leur estime d'eux-mêmes. Alors qu'ils vivent leur agressivité, même non exprimée, comme une rage meurtrière destructrice pour l'autre, pour eux-mêmes et pour la relation, le fait d'assister à l'expression de la colère de certains membres du groupe envers le thérapeute leur apprend que *l'hostilité peut être exprimée sans conduire à la destruction*.

Les retours qu'ils reçoivent des autres membres du groupe les aident à mieux percevoir leur identité propre, tant il est vrai que c'est d'abord par le regard de l'autre que nous apprenons à nous connaître.

Ainsi, le travail de groupe « contient » les émotions de la personnalité limite et l'aide à les exprimer. Il offre la possibilité de l'extériorisation et de la bonne gestion de la vie émotionnelle dans la relation aux autres, et permet à chaque sujet de s'exercer dans les différentes fonctions de son Moi.

Sommes-nous tous borderlines ?

Les professionnels de la santé mentale le disent : il y a une évolution des troubles en relation avec les transformations de notre société occidentale développée. De ce fait, les cas de personnalités limites sont en constante augmentation.

Il n'existe pas entre les faits sociaux et les faits psychologiques individuels une causalité rigide, mais des interrelations multiples.

Les sociologues cliniciens décrivent les caractéristiques nouvelles des individus, telles qu'elles ont évolué pendant les cinquante dernières années, et dressent ainsi le portrait de « l'individu hypermoderne[1]. » À la lumière de cette nouvelle donne, il est frappant de constater que ce dernier revêt les caractéristiques de la personnalité limite.

---

1. AUBERT N. *et al.*, *L'Individu hypermoderne*, Érès, 2006.

L'estime de soi ou la quête de l'homme moderne

Selon Jean Cournut, l'individu hypermoderne est gouverné par une problématique narcissique. Il écrit, à propos des excès : « *Le motif et le but de la défonce sont de se prouver que l'on existe, que l'on est entier, vivant, pas seulement performant mais à tout le moins existant*[1]. » Il décrit ainsi les individus comme étant en proie à des « *débordements affectifs et trop-plein d'excitation violente, d'amour, de haine, de rage, de désespoir [...] et sentiment de vide psychique caractérisé par l'incapacité douloureuse d'éprouver, de penser, d'imaginer*[2]*... »*.

Vincent de Gaulejac complète cette idée en évoquant le phénomène de « quête identitaire permanente ». Il apparaît que l'homme d'aujourd'hui vit en décalage avec lui-même : ce qu'il est réellement et ce qu'il rêve d'être ne « collent pas ». Cruel constat, qui induit dévalorisation et déprime.

Robert Castel parle de bipolarisation de l'homme contemporain, en décrivant deux types d'homme : l'homme par excès et l'homme par défaut. « *L'un est dans le trop-plein, dans l'excès des sollicitations, des possibilités d'investissement subjectif... qu'il s'agisse d'une quête de réussite ou de réalisation de soi-même. L'autre est dans le manque parce qu'il n'a jamais eu les assises, les supports et les liens qui lui permettent d'exister pleinement : propriété privée ou sociale, liens professionnels, économiques, sociaux, affectifs. C'est l'homme désaffilié qui, n'ayant plus de repères, se met à flotter*[3]. »

---

1. *Ibid.*
2. *Ibid.*
3. *Ibid.*

L'estime de soi est ainsi fragilisée par l'absence de cadres et de frontières, conduisant l'homme toujours plus loin dans sa quête existentielle.

Fragilités des cadres et consommation nourrissent la dépendance

Nicole Aubert, lorsqu'elle observe la recherche de sens dans notre société, décrit un système social extérieur qui ne permet plus d'intérioriser des règles sociales absentes. Chacun, alors, prend le groupe comme un objet de dépendance, comme une béquille sur laquelle il s'appuie.

Elle décrit la quête de la forme hypermoderne de la transcendance : « *Toutes les formes d'addiction contemporaine, tous les comportements compulsifs que l'on retrouve aussi bien chez les* workaholics *que chez les shootés de l'urgence ou les drogués de l'exercice physique* […] *tous ont en commun d'être eux-mêmes leurs propres sources de sens et de chercher un dépassement permanent de leurs limites, une victoire sur la mort et la justification de leur propre existence*[1]. »

La recherche de sens que mène l'homme hypermoderne prend modèle sur la « marchandisation ». Nicole Aubert distingue deux façons différentes de procéder : la première dans laquelle « *la valeur marchande est intériorisée comme telle, on la prend à l'intérieur de soi, on y croit et elle confère un sens à la vie* » et la seconde dans laquelle « *on*

---

1. *Ibid.*

se contente de prendre les signes de cet univers marchand et de les coller sur soi presque comme une prothèse[1]. »

Ce terme de prothèse désigne bien l'entité de relation privilégiée, « béquille » de la personnalité limite, avec le danger d'accroître la dépendance.

Une société en mal de repères

Le changement des repères individuels dans la société hypermoderne occidentale accompagne les grands changements sociaux :

- la régression des religions monothéistes masculines et des institutions qui les représentent ;

- l'affaiblissement du rôle joué par les institutions organisatrices de la vie sociale – l'école, l'armée, l'État – ;

- la mondialisation de l'économie et les bouleversements que cela provoque dans les structures économiques antérieures : économie nationale, rapport patronat/syndicats, délocalisations, disparition des patrons remplacés par des conseils lointains, etc. ;

- le « triomphe » du système économique libéral qui escomptait liberté, ouverture et progrès, et aboutit dans la logique capitaliste à une marchandisation du sens, à un monde dans lequel la consommation s'impose comme seule valeur de référence avec comme repères l'efficacité, l'utilité, l'argent, la compétition et l'urgence, à l'inverse des valeurs d'épanouissement individuel et collectif et de resserrement du lien social ;

---

1. *Ibid.*

- l'évolution des places de l'homme et de la femme, biologiquement, économiquement, socialement, avec une montée du matriarcat et l'évolution des structures familiales – parent unique, homoparentalité, famille recomposée ou multiple – ;

- les transformations des technologies de l'information, qui favorisent une montée de l'image par rapport aux mots et au sens, avec l'instantanéité et la circulation universelle ;

- la perte de l'investissement symbolique positif sur le lieu de vie ;

- la valorisation de l'image idéale : du corps, de la réussite, des hommes politiques, etc.

Cela conduit-il à fabriquer des enfants – sujets – citoyens qui n'ont pas les moyens d'intérioriser les images positives du monde ? Quelle image en donnent les journaux qui cherchent en permanence l'impact du drame ? Quel sens donner aux messages contradictoires que nous adressent le Web et la télévision ? Comment passer de l'émotion au raisonnement ? La confusion semble régner et le sentiment d'impuissance qu'elle procure n'est pas sans rappeler celui des personnalités limites.

Vincent de Gaulejac dans un très beau livre, *Qui est « Je » ?*, présente une synthèse des changements sociaux et de leurs conséquences sur la pensée :

« La modernité dessinait les contours d'une société stable, organisée à partir d'un pouvoir central, à l'intérieur d'un territoire délimité par des frontières identifiables, cadrées symboliquement par des référents clairs entérinés par la Loi, l'éducation, structurées autour d'institutions vénérables, solidement

ancrées dans une culture ancienne, des hiérarchies fortes et respectées. Les distinctions de classe, de diplôme, de statut, d'ancienneté fondaient un ordre social sans aucun doute inégalitaire et injuste mais structurant[1]. »

Alors qu'aujourd'hui : « *L'hypermodernité dessine les contours d'une société fluide, globale, polycentrée, déterritorialisée. Une société qui déborde les frontières, qu'elles soient administratives, nationales, géopolitiques, économiques, culturelles ou intellectuelles. Les distinctions de classe se délitent à l'aune de l'éclatement des classes sociales traditionnelles comme la bourgeoisie ou la classe ouvrière. Les référents symboliques qui fondaient les cadres sociaux se brouillent. La norme est au changement permanent, à la mobilité, à la flexibilité, à la réactivité et à l'instantanéité. Il ne s'agit plus de s'attacher dans la durée, mais de flotter au gré des rencontres des péripéties affectives et professionnelles. Le sujet n'advient plus dans la maîtrise, la volonté, la force morale, mais dans le dépassement des limites, l'excès, la capacité à louvoyer dans les contradictions du monde, dans sa capacité à se dégager des injonctions paradoxales qui l'assaillent de toute part[2]. »*

L'homme hypermoderne serait-il en mal de père et de repères ?

Les anthropologues cherchaient pendant la première moitié du XXe siècle à caractériser la « personnalité de base » dans différentes cultures. Ce que la psychanalyse décrit comme l'aboutissement « normal » des stades du développement humain, n'est-il pas en train de changer avec notre société ?

---

1. Éditions du Seuil, 2009.
2. *Ibid.*

180

On peut ainsi comprendre que la personnalité limite est l'état psychique normal de l'homme hypermoderne. Nous passons alors des notions de pathologie, de patient limite « accro », à la compréhension que notre société ainsi que les modes d'éducation actuels créent des « personnalités limites normales »…

Bibliographie

AMSELEK Alain,

L'Écoute de l'intime et de l'invisible, CERP, 2006.

L'Appel du réel, La psychanalyse en question(s), CERP, 2007.

ANZIEU Didier,

« Étude psychanalytique des groupes réels », in Les Temps modernes, n° 242, Denoël, 1966.

Le Moi-peau, Dunod, 1985.

ASSOULINE Pierre, État limite, Gallimard, 2003.

AUBERT Nicole et al., L'Individu hypermoderne, Érès, 2006.

BALINT Michael, Le Défaut fondamental, 1967, trad. fr., Payot, 1977.

BARUS-MICHEL Jacqueline, Souffrance, sens et croyance, Érès, 2004.

BERGERET Jean,

« Les états limites et leurs aménagements », in Abrégé de psychologie pathologique, Masson, 1972.

« La notion de structure », in Abrégé de psychologie pathologique, Masson, 1972.

« La notion de normalité », *in Abrégé de psychologie pathologique*, Masson, 1972.

« Le problème des défenses », *in Abrégé de psychologie pathologique*, Masson, 1972.

La Personnalité normale et pathologique, Dunod, 1974.

BERGERET Jean *et al.*, *Les États limites*, AFPEP, 1993.

BERGERET Jean, *La Dépression et les états limites*, Payot, 1992.

BERGERET Jean, *Narcissisme et états limites*, Dunod, 2003.

BERGERET Jean et REID W. Barton, *Narcissisme et états limites*, Dunod. 1986.

BOURGEOIS Didier, *Comprendre et soigner les états limites*, Dunod, 2005.

BRELET Françoise, *Le TAT, fantasme et situation projective, narcissisme et fonctionnement limite*, Dunod, 1986.

CASTEL Robert, *Les métamorphoses de la question sociale*, Fayard, 1996.

COTTRAUX Jean, BLACKBURN I.M., *Psychothérapie cognitive des troubles de la personnalité*, Masson, 2001.

DELOURME Alain,
La Distance intime, Desclée de Brouwer, 1997.
(dir.), *Pour une psychothérapie plurielle*, Seuil, 2001.

DELOURME Alain, MARC Edmond (coll.), *La Supervision en psychanalyse et psychothérapie*, Hommes et Groupes, 2007.

FERENCZI Sandor, *Œuvres complètes*, 1927-1933, t. I à IV, Payot, 1982.

FOURCADE Jean-Michel Bernard,

Les Patients limites, Desclée de Brouwer, 1997.

Modernité et psychothérapies : la fin du monothéisme in N. Aubert, V. de Gaulejac, K. Navridis, L'aventure psychosociologique, Desclée de Brouwer, 1997.

Les Patients limites, psychanalyse intégrative et psychothérapie, Érès, 2010.

FREUD Anna,

Le Moi et les mécanismes de défense, 1936, Presses universitaires de France, 1969.

Difficulties in the Path of Psycho-analysis, New York, Int. Univ. Press, 1969 ; trad. fr. *in Nouvelle Revue de psychanalyse,* 1974, n° 10.

GAULEJAC Vincent de,

La névrose de classe, Hommes et Groupes, 1987.

Les sources de la honte, Desclée de Brouwer, 1996.

Qui est Je ?, Seuil, 2009.

GREEN André,

« Pour une nosographie psychanalytique freudienne », conférence donnée à l'Institut psychanalytique de Paris le 18 décembre, 1962.

« Le narcissisme primaire : structure ou état ? », *L'Inconscient,* n° 1 et 3, 127-156 et 89-116, 1967.

Le Discours vivant. La conception psychanalytique de l'affect, Presses universitaires de France, 1973.

La Folie privée. Psychanalyse des cas limites, Gallimard, 1990.

GRAINDORGE Catherine, *Pathologies limites et nouveaux enjeux culturels,* vol. 45, n° 1, 2006.

KERNBERG Otto,

« Structural Derivatives of Object Relationships », *IJP*, 47, 236-260, 1966.

« Border-Une Personality Organization », *J. Amer. Psychoanal. Ass.*, 15, 1967.

« The Treatment of Patients with Borderline Organization », *IJP*, 49, 600-619, 1968.

« A Psychoanalytic Classification of Character Pathology », *J. Amer. Psychoanal. Assoc,* vol. 18, n° 4, 800-822, 1970.

« Treatment of Borderline Patients », *in* GIOVACCHINI P.L. (éd.), *Tactics and Techniques in Psychoanalytic Therapy,* New York, Science House, p. 254-290, 1972.

« Further Contributions to the Treatment of Narcissistic Personalities », *in Int. J. Psycho-Anal.*, 55, p. 215-240, 1974.

Les Troubles limites de personnalité, Privat, 1979.

La Personnalité narcissique, Privat, 1980.

KLEIN Mélanie,

« Les premiers stades du complexe d'Œdipe », *Intern. Zeitschr.fr. Psa., 14.* trad. fr., *FRP, 4,* n° 4, 1930-1, 634-649, 1928.

La Psychanalyse des enfants, trad. fr. J.-B. Boulanger 1932, PUF, 1966.

Développements de la psychanalyse, 1946, Presses universitaires de France, 1966.

« Sur la théorie de l'angoisse et de la culpabilité », trad. fr. *in* KLEIN Mélanie *et al.*, 1948, 1952.

Essais de psychanalyse, trad. fr., 1950, Payot, nouvelle édition, 1984.

« Notes sur quelques mécanismes schizoïdes », 1952, trad. fr., *in Développements de la psychanalyse,* trad. W. BARANGER, PUF, 1966.

KLEIN Mélanie, HEIMANN Peter, ISAACS Susan, RIVIÈRE John, *Développements de la psychanalyse,* 1952, trad. fr., PUF, nouvelle édition 1980.

KOHUT Heinz, 1971, *Le Soi,* PUF, 1974.

LACAN Jacques,
Écrits, Seuil, 1966.
Livre II — Le Moi dans la théorie de Freud et dans la technique de la psychanalyse, Seuil, 1978.
Livre III — Les psychoses, Seuil, 1981.
Livre XI — Les quatre concepts fondamentaux de la psychanalyse, Seuil, 1973.

LITTLE M.I., *Des états limites, l'alliance thérapeutique,* Des femmes, 1992.

MAHLER Margaret, *Psychose infantile, symbiose humaine et individuation,* 1968, trad. fr., Payot, nouvelle édition, 1977.

MARC Edmond,
Le Guide pratique des nouvelles thérapies, 1995, Retz, 2008.
Le Changement en psychothérapie, Dunod, 2002.

MARCELLI Daniel,
Les États limites en psychiatrie, coll. Nodule, PUF, 1981.
De la pédiatrie à la psychanalyse, trad. fr. J. Kalmanovitch, Payot, 1969.
Processus de maturation chez l'enfant, trad. fr. Payot, 1970.
Playing and Reality, Londres, Tavistock, trad. fr. *Jeu et réalité,* 1971, Gallimard, Paris, 1975.

PAGES Max,

L'Orientation non-directive en psychothérapie et en psychologie sociale, Dunod, 1965.

La Vie affective des groupes, Dunod, 1968.

Le Travail amoureux, Dunod, 1977.

« Des défis stimulants pour la psychanalyse », *Autrement,* 43-82 : 203-207, 1982.

Trace ou sens, le système émotionnel, Hommes et Groupes, 1986.

Le pré symbolique, vers une logique gradualiste de la transformation psychique, Note de recherche, Laboratoire de psychologie clinique, Paris 7, 1986.

La Démarche complexe en psychothérapie, Texte Ronéo. Communiqué, 1992.

Psychothérapie et Complexité, Desclée de Brouwer, 1993.

PAUL-CAVALLIER François,

Je me découvre par la psychogénéalogie, éditions Plon, 2008.

Visualisation des images pour agir, InterEditions, 1989, Paris.

S'entraîner à la Visualisation-Symbolisation au quotidien, InterEditions, 2009.

Éduquer gagnant, éditions Eyrolles, 2008.

La mémoire des 5 sens, éditions Eyrolles, 2008.

ROBERT-OUVRAY Susanne, *Intégration motrice et développement psychique, une théorie de la psychomotricité*, Desclée de Brouwer, 1994.

Laurie Hawkes,
— *La Peur de l'Autre*
— *La Force des introvertis*
Steven C. Hayes et Spencer Smith, *Penser moins pour être heureux*
Jacques Hillion, Ifan Elix, *Passer à l'action*
Mary C. Lamia et Marilyn J. Krieger, *Le Syndrome du sauveur*
Lubomir Lamy,
— *L'Amour ne doit rien au hasard*
— *Pourquoi les hommes ne comprennent rien aux femmes…*
Jean-Claude Maes,
— *D'amour en esclavage*
— *L'Infidélité*
Muriel Mazet, *La force des fragiles*
Virginie Megglé,
— *Couper le cordon*
— *Face à l'anorexie*
— *Entre mère et fils*
— *Les Séparations douloureuses*
Chistian du Mottay, *Je ne veux plus faire semblant*
Bénédicte Nadaud, Karine Zagaroli, *Surmonter ses complexes*
Ron et Pat Potter-Efron, *Que dit votre colère ?*
Patrick Ange Raoult, *Guérir de ses blessures adolescentes*
Daniel Ravon, *Apprivoiser ses émotions*
Thierry Rousseau, *Communiquer avec un proche Alzheimer*
Alain Samson,
— *La Chance tu provoqueras*
— *Développer sa résilience*
Steven Stosny Ph. D., *Les Blessées de l'amour*
Saverio Tomasella, Barabara Ann Hubert, *L'emprise affective*

Dans la collection « Les chemins de l'inconscient », dirigée par Saverio Tomasella :
Véronique Berger, *Les dépendances affectives*
Christine Hardy, Laurence Schifrine, Saverio Tomasella, *Habiter son corps*
Martine Mingant, *Vivre pleinement l'instant*
Gilles Pho, Saverio Tomasella, *Vivre en relation*
Catherine Podguszer, Saverio Tomasella, *Personne n'est parfait !*
Saverio Tomasella,
— *Faire la paix avec soi-même*

— *Oser s'aimer*
— *Le Sentiment d'abandon*
— *Les Amours impossibles*
— *Les Relations fusionnelles*
— *Hypersensibles*
— *Renaître après un traumatisme*

Dans la collection « Communication consciente », dirigée par Christophe Carré :
Christophe Carré,
— *Obtenir sans punir*
— *L'Auto-manipulation*
— *Manuel de manipulation à l'usage des gentils*
— *Agir pour ne plus subir*
— *Bienveillant avec soi-même*
Karine Danan, *Je ne sais pas dire non*
Nathalie Dedebant, Jean-Louis Muller, Emmanuel Portanéry, Catherine Tournier, *Transformez votre colère en énergie positive*
Fabien Éon, *J'ai décidé de faire confiance*
Florent Fusier, *L'Art de maîtriser sa vie*
Hervé Magnin, *Face aux gens de mauvaise foi*
Pierre Raynaud, *Arrêter de se faire des films*

Dans la collection « Histoires de divan » :
Karine Danan, *Je ne sais pas dire non*
Laurie Hawkes, *Une danse borderline*
Dans la collection « Les chemins spirituels » :
Alain Héril, *Le Sourire intérieur*
Lorne Ladner, *Pratique du bouddhisme tibétain*